U0339225

生命的暖阳

河南省人民医院文化建设微丛书 **2021** 卷

主审　邵凤民
主编　武素英

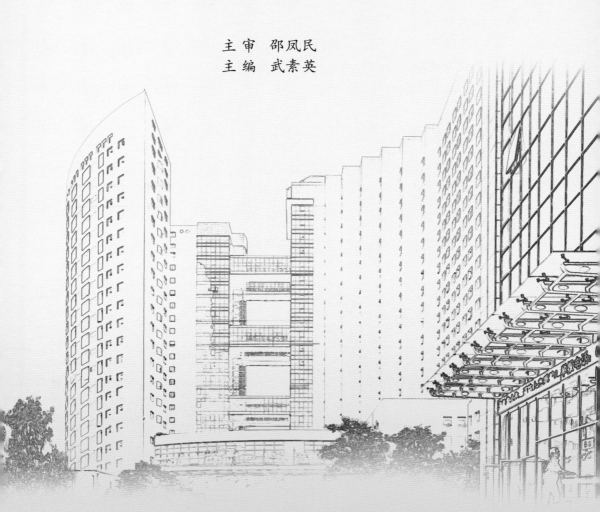

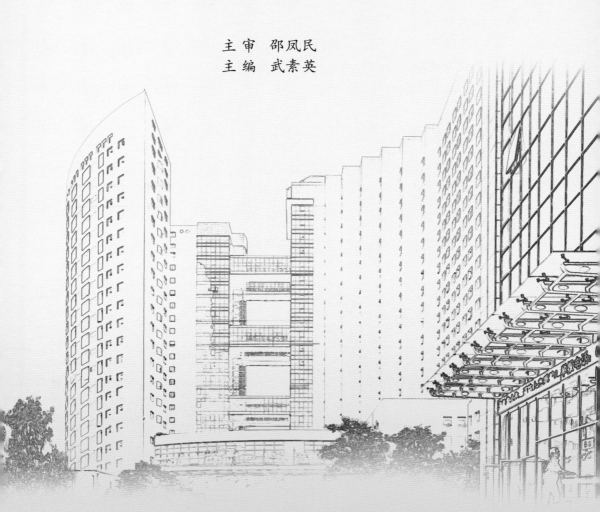

郑州大学出版社

图书在版编目（CIP）数据

生命的暖阳 ：河南省人民医院文化建设微丛书．
2021 卷 ／ 武素英主编 ． — 郑州 ：郑州大学出版社，
2024.1

ISBN 978-7-5645-9884-6

Ⅰ．①生… Ⅱ．①武… Ⅲ．①医院文化－建设－郑州
Ⅳ．① R197.3

中国国家版本馆 CIP 数据核字 (2023) 第 164248 号

生命的暖阳 ：河南省人民医院文化建设微丛书 2021 卷
SHENGMING DE NUANYANG：HENANSHENG RENMIN YIYUAN WENHUAJIANSHE WEICONGSHU 2021 JUAN

策划编辑	张 霞		封面设计	颂 源
责任编辑	张 霞 胡文斌		创意统筹	李伟强
责任校对	胥丽光		责任监制	李瑞卿

出版发行	郑州大学出版社有限公司		地 址	郑州市大学路 40 号 (450052)
出 版 人	孙保营		网 址	http://www.zzup.cn
经 销	全国新华书店		发行电话	0371-66966070
印 刷	河南瑞之光印刷股份有限公司			
开 本	787mm×1 092 mm 1/16			
印 张	19		字 数	380 千字
版 次	2024 年 1 月第 1 版		印 次	2024 年 1 月第 1 次印刷
书 号	ISBN 978-7-5645-9884-6		定 价	69.00 元

本书如有印装质量问题，请与本社联系调换。

编委名单

主　审　　邵凤民

主　编　　武素英

副主编　　胡晓军　秦基石　尹沅沅

编　委　　武素英　胡晓军　秦基石

　　　　　尹沅沅　崔冰心　张书豪

　　　　　梁雅琼　张晓华

序

当疾病肆虐、人类生命遭受威胁时，是医者的妙手仁心，为患者送来一缕缕暖阳，温暖、明亮，让人生重新起航！

伴随中国特色社会主义迈入新时代的伟大征程，历经百年风雨的河南省人民医院在新时代砥砺奋进、勇毅前行，舍生忘死、护佑人民，矢志践行人民医院服务人民的办院宗旨，为一个个备受疾病折磨、身处绝境的患者送来了生命的暖阳！

一串串改革发展的坚实足迹，一颗颗赤诚滚烫的医者初心，一幕幕真情有爱的医患故事，一个个创新创造的技术高峰，被"官微"一一记录！

"官微"是一本书，镌刻了百年省医在全面深化医改、加快推进医院高质量发展的进程中，担当突破，全面落实分级诊疗、发展互联网医疗，推动优质医疗资源下沉和均衡布局的坚实足迹！"官微"是一面镜，折射了一流专家团队严谨求实、不懈探索，创新开展突破性、标志性技术，不断攀登医学珠峰的科学精神！"官微"是一扇窗，撷取了医护人员聚焦患者需求、响应群众期盼、传播健康理念、普及健康知识、倡导健康生活，争当科普主力的责任担当！"官微"是一盏灯，映照了扎根临床的平凡感动、医患一家亲的动人场景，还有和生命赛跑的生死时速，面对灾情、疫情无畏生死的勇敢逆行……

为了铭记新时代医院的发展变化，让感动定格、让故事延续、让人文高扬、让精神永恒，院党委决定以官方微信平台刊发报道内容为基础，编撰河南省人民医院文化建设丛书，以年代为册，全景呈现医院重大事件、技术创新、危难担当和人文故事等。

编撰丛书的过程，既是对一篇篇精彩报道的筛选，更是对新时代医院发展足迹的回顾、对百年省医精神基因的追寻。编写组从每年近300篇报道中，撷取那些价值重大、脍炙人口、影响深远、感人肺腑的报道进行编校、优化、提升，旨在呈现给广大读者一套内容丰富、文笔优美，具有重要历史意义和广泛借鉴价值的图书。

丛书出版后，将成为加强院史教育、传承百年省医精神的一笔宝贵财富；将穿透岁月的幕墙，持续凝聚发展力量，进一步塑造省医为人民的品牌形象！步入新时代，我们将持续讲好省医故事，团结带领广大干部职工，为推动医院高质量发展奋勇争先，为造福患者，助力健康中原、健康中国建设做出新的积极贡献！

河南省人民医院党委书记　邵凤民

目录

第一章　省医聚焦

第二章   省医技术

第三章　省医科普

第四章 省医人文

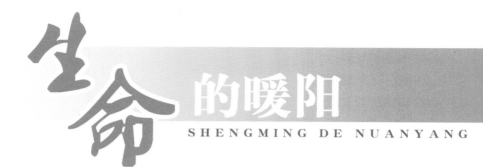

生命的暖阳

SHENGMING DE NUANYANG

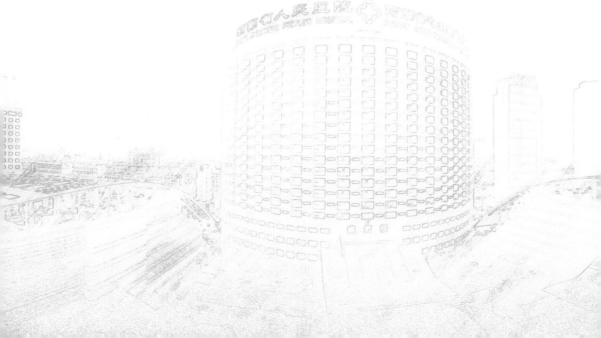

第一章　省医聚焦

2021-01-04

省医豫东分院在民权揭牌

1月4日，河南省人民医院与民权县政府合作托管民权县人民医院，在2020年8月29日签署协议后，再次迈出重要的步伐——河南省人民医院豫东分院正式揭牌。

当日，河南省人民医院豫东分院在民权县人民医院正式揭牌。

河南省政府副省长、商丘市委书记王战营，河南省卫生健康委副主任谢李广，商丘市委常委、市委秘书长张驰，商丘市人大常委会副主任、民权县委书记姬脉常，商丘市政协副主席、市卫生健康委主任张树仁，河南省人民医院院长邵凤民、副院长陈传亮、张连仲，民权县县长张团结以及省医相关处室负责人、省医派驻专家团队，民权县有关四大家领导和各乡镇（街道）、各单位负责人、卫生健康系统的工作人员参加揭牌仪式。

谢李广指出，河南省人民医院与民权县政府建立托管民权县人民医院合作，是积极落实国家分级诊疗和医疗对口帮扶、实现区域医疗协同发展的有益实践。希望双方精诚合作，共同努力，实现优势互补、共建共享、服务同质、协同发展，为进一步提升民权县域医疗服务能力，保障人民群众生命安全和身体健康，为推进健康中原、健康中国做出积极贡献。

邵凤民指出，医院将充分发挥省级龙头医院的示范引领作用，为民权县人民医院提供全方位的帮扶，努力打造一批有特色、叫得响的重点专科、特色专业，培养一支技术精、医德高的人才队伍、业务骨干，建立一揽子提质量、保安全的制度体系、流程规范，全面提升民权县医疗服务供给能力，使民权县人民医院真正成为县域医学中心，成为县域医共体的排头兵，为民权及周边父老乡亲提供更加优质、安全、便捷的医疗健康服务。

张树仁要求，民权县要紧紧抓住这次机遇，以"马上办、抓落实"的工作作风和精神状态，乘势而上、通力协作，进一步完善合作的体制机制，通过做大做强优质医疗资源，改善医疗条件，提升医疗救治能力，更好地服务基层群众，更好地保障商丘发展。希望省人民医院专家来商丘帮医带教，为商丘培养医务人才，留下一支扎根农村、永远不走的医疗队。

张团结表示，此次合作充分体现了河南省人民医院在全省卫生健康系统的责任和担当，是一件功在当代、利在千秋的大事、好事。这一模式的积极探索，也必将在全省乃至全国卫生健康领域起到示范带动作用。民权县将全力做好配合、协调、组织、服务等各项工作，在政策、资金、人才等方面给予全力支持。

谢李广、邵凤民、姬脉常、张树仁、陈传亮、张连仲、张团结等共同为"河南省人民医院豫东分院"揭牌。

目前，省医派驻的专家团队已经入驻民权县人民医院，在学科专科建设、技术能力提升、人才队伍培养、医院管理运营等方面开展全方位的帮扶。

从托管新蔡县人民医院成立豫东南分院、托管叶县人民医院成立豫西南分院，到这次托管民权县人民医院成立豫东分院，省医创新探索的跨区域紧密型医联体管理合作模式取得了显著成效，受到多方关注，得到政府、医院、基层百姓的一致好评。

2021-02-04

省医 2021 年工作大会召开

2月4日下午,河南省人民医院2021年工作大会在科教大厦四楼多功能厅举行。

河南省人民医院院长邵凤民作大会工作报告。院党委常委武素英、田海峰、陈传亮、申志强、孙培春、张连仲、李建军、赵东卿、郭智萍出席会议。

结合疫情防控需要,本次大会以线上线下相结合的方式进行。

大会深入总结了医院2020年和"十三五"主要工作情况,对涌现出的先进集体、先进个人、新技术、新业务等进行表彰,进一步谋划"十四五"改革发展,安排2021年重点工作任务。

邵凤民在工作报告中,全面梳理和回顾了医院2020年工作开展情况及取得的发展成绩。他指出,2020年是"十三五"收官之年,全院上下坚定信心、全力以赴、共谋发展,圆满完成了"十三五"规划目标,医院综合实力、学科建设、人才梯队、科技创新、质量安全、品牌声誉、党的建设都迈上了新高度、实现了新突破。

邵凤民强调,2021年,医院要坚持以习近平新时代中国特色社会主义思想为指导,深入贯彻党的十九大和十九届二中、三中、四中、五中全会精神,全面落实全省卫生健康大会、全省卫生健康工作会议精神,坚持以人民健康为中心,以高质量发展为主题,目标引领、创新驱动、重点牵引、协同融合,补短板、强弱项,固根基、扬优势,统筹推进疫情防控和医院高质量发展,奋力打造群众信赖、政府满意、职工幸福的人民省医,确保"十四五"规划开好局、起好步。

重点抓好十个方面的工作:持续巩固疫情防控成果;持续优化"研究型强院"战略布局;持续提升学科整体实力;持续激发人才动能;持续强化科技创新支撑;持续严控质量安全风险;持续提升教学工作质量;持续推动治理能力和治理体系现代化;持续深化公立医院综合改革落实;持续加强党建引领、文化铸魂。

大会由党委副书记兼工会主席武素英主持。

纪委书记田海峰宣读《河南省人民医院关于表彰2020"年度特别奖"的决定》。

副院长陈传亮宣读《河南省人民医院关于表彰2020年度先进集体、先进个人的决定》。

副院长申志强宣读《河南省人民医院关于表彰2020年度教学工作先进集体、

优秀个人的决定》。

副院长孙培春宣读《河南省人民医院关于表彰奖励 2020 年度新业务、新技术的决定》。

副院长张连仲宣读《河南省人民医院关于表彰 2020 年度科技工作先进集体、先进个人的决定》。

大会对 2020 年度受表彰的集体和个人进行颁奖。

华中阜外医院副院长程兆云、麻醉与围术期医学科主任张加强、医学影像科主任王梅云分别作为受表彰集体代表、个人代表、科技工作先进个人代表发言。

2021-02-07

省医签约潢川县政府，托管共建豫南分院

一个是具有117年历史的百年名院，一个是振兴发展的大别山革命老区。

2月7日，河南省人民医院与潢川县人民政府签约，托管潢川县人民医院、共建豫南分院。

这标志着河南省人民医院优质医疗资源同质下沉大别山革命老区，迈出重要步伐；省医跨区域紧密型医联体建设，再次结出新的成果。

上午，潢川县人民政府与河南省人民医院合作托管潢川县人民医院框架协议签约仪式在省医科教大厦举行。

河南省卫生健康委副主任谢李广，潢川县人民政府县长兰恩民，潢川县委常委、组织部长王强，潢川县委常委、副县长周江波，潢川县政协副主席、县人民医院院长杨怀玉，河南省人民医院院长邵凤民，院领导武素英、田海峰、陈传亮、申志强、张连仲、李建军、赵东卿参加签约仪式。

谢李广强调，合作托管共建"河南省人民医院豫南分院"，是深入贯彻落实《河南省委省政府关于贯彻落实习近平总书记视察河南重要讲话精神支持河南大别山革命老区加快振兴发展的若干意见》精神，是支持大别山革命老区医疗卫生事业振兴发展的有益实践，是深化医药卫生体制改革的有益实践，是河南省医疗卫生事业发展的一件大喜事。希望双方精诚合作，共同努力，为进一步提升潢川县域医疗服务能力，保障人民群众生命健康，奋力谱写加快大别山革命老区振兴，助力健康中原、健康中国做出新的更大贡献。

邵凤民指出，合作托管潢川县人民医院，是推动健康中原建设提速提质，振兴发展大别山革命老区的主动探索，是推进分级诊疗服务体系建设、提升县域医疗服务能力的重要举措。希望通过省人民医院优质医疗资源的有效下沉，进一步提升县域医疗服务能力，共同为潢川县人民群众提供更加优质、安全、便捷的医疗健康服务，共享托管合作成果，为大别山革命老区振兴发展和全面建成小康社会贡献新的力量。

兰恩民表示，签约托管、共建省人民医院豫南分院，装满了对老区人民的深厚关爱，有助于弥补潢川县医疗健康短板，使潢川人民在家门口就能享受省医的

医疗技术；体现了省人民医院的大爱担当，创建了省县直通、以强带弱、以大帮小、共建共管、资源贡献的新型发展模式；开启了高质量发展的美好前景，潢川县委县政府将第一时间不遗余力全力保障和解决医院发展中的各种问题、激发医院蓬勃发展，努力创建豫东南地区的中心医院。

签约仪式由党委副书记兼工会主席武素英主持。

兰恩民、张连仲在现场签署合作框架协议。

据了解，经过多次洽谈、友好协商、实地调研，潢川县人民政府与河南省人民医院本着互利共赢、造福人民的原则，就合作托管潢川县人民医院事宜达成共识。

从 2017 年起，河南省人民医院开始探索建立跨区域紧密深度融合医联体，托管新蔡县人民医院，挂牌"河南省人民医院豫东南分院"，着力打造政府—医院合作下托管新模式。

目前，河南省人民医院托管县级医院建立跨区域紧密型医联体的实践探索，已取得显著成效。

通过发挥品牌、管理、人才、技术、服务等方面优势，托管后的新蔡县人民医院各项业务指标显著提升，顺利通过国家二级甲等医院评审，实现了高质量跨越式发展。基于这一经验，省医先后托管叶县人民医院、民权县人民医院，促进了优质医疗资源下沉，带动了基层医疗服务能力提升，为区域医疗协同发展提供了"样板"，为基层百姓健康福祉提供了坚实保障。

2021-02-12

2021年新春贺词

岁序更替，华章日新。在这辞旧迎新的美好时刻，我谨代表院领导班子，向敬业奉献、爱院如家的全院干部职工、离退休老同志致以节日的问候，向关心支持医院建设发展的社会各界致以诚挚的祝福，向广大患者朋友道一声"新年好"！

光阴不负赶路人，蓦然回首，极不平凡的2020年已经过去。这一年风云激荡、值得铭记。

面对突如其来的新冠疫情，全院干部职工白衣为甲，逆行出征，在波澜壮阔的疫情防控斗争中书写了"人民至上、生命至上"的抗疫史诗，交上了满意的答卷。党旗下的闻令而动、铿锵誓言，防控一线的尽锐出战、无悔担当，重症救治的昼夜坚守、永不言弃，驰援疫区的主动请缨、大爱无疆，无数瞬间历历在目、感人至深。当代省医人用大爱铸就忠诚，以生命守护生命，生动诠释了伟大抗疫精神。这一年共克时艰、玉汝于成，全院上下众志成城、迎难奋进，克服疫情影响，聚焦高质量发展，在危机中育新机，于变局中开新局，紧密型医联体建设持续拓展，新增托管叶县、民权县人民医院，全省首家获批"互联网医院"，国家心血管区域医疗中心正式授牌，4个省级医学中心建设全面启动，河南省健康管理质控中心落户华中阜外医院，全国首批病毒诊断研究和推广种子示范平台成功入选。上百项新技术、新业务相继开展、填补空白，业务指标迅速回暖、稳步提升。这一年承上启下、见证荣光，医院综合实力、学科建设、人才梯队、科技创新、质量安全、品牌声誉、党的建设均迈上新高度、实现新突破，"十三五"规划圆满收官。医院被党中央、国务院、中央军委授予"全国先进基层党组织""全国抗击新冠肺炎疫情先进集体"荣誉称号，连续五届蝉联"全国文明单位"，河南省卫生健康系统唯一。

未来属于奋斗者，擘画展望，跨越发展的2021年蓄势而发。2021年是中国共产党建党100周年，是"十四五"规划开局之年，是医院奋力打造研究型强院、推动高质量发展的重要一年。百年恰是风华正茂，未来仍需风雨兼程。新的一年，让我们高举习近平新时代中国特色社会主义思想伟大旗帜，在省委、省政府和省卫健委党组的坚强领导下，认真贯彻落实新时期卫生健康工作方针，统筹推进疫情常态化防控和医院高质量发展，坚定办院方向，坚守发展道路，不忘初心再出发，牢记使命勇担当，用忠诚、实干践行服务宗旨，用奉献、拼搏护佑生命健康，以实际行动添彩健康中原，以优异成绩庆祝党的百岁华诞。

建功新时代，开启新征程！让我们满怀信心和期待，大力发扬孺子牛、拓荒牛、老黄牛精神，筑梦奔跑、只争朝夕、砥砺前行，迎接新年新气象，展现新春新作为。

恭祝大家牛年吉祥，身体健康，阖家幸福，万事如意！

河南省人民医院院长 邵凤民

2021 年 2 月 12 日

2021-03-08

巾帼担当，芳华永驻，致敬和祝福都属于她们

为热烈庆祝"三八"国际妇女节，更好地关心关爱女职工及女性医务工作者，3月8日上午，由省妇联指导、院工会精心组织的"情暖三月 与爱同行——捐赠慰问活动"在省医科教大厦一楼举行。

河南省妇联副主席库凤霞带领省妇女儿童发展基金会副理事长兼秘书长李香芳等一行来到活动现场，亲切慰问医院历年、历届各级三八红旗手、三八红旗集体代表和各分会主席，向全院女性医务工作者送来妇联娘家人的关爱和浓浓的节日祝福。河南省人民医院院长邵凤民，院领导武素英、陈传亮、申志强、孙培春参加活动。活动由党委副书记兼工会主席武素英主持。

库凤霞对河南省人民医院在促进全省妇女儿童健康事业发展方面做出的不懈努力、取得的显著成效给予充分认可和高度评价。

库凤霞指出，省人民医院坚持以人民健康为中心，与中国妇女发展基金会、河南省妇女儿童发展基金会共同实施"女性生育力保护"公益项目，为河南妇女儿童健康事业发展做出了突出贡献。全院6000多名女职工以巾帼不让须眉之志，发挥半边天和主力军作用，先后涌现出全国三八红旗手、全国巾帼建功标兵、河南省三八红旗手等先进典型，为全省妇女姐妹们树立了奋进的榜样。特别是在疫情防控斗争中，女性医务工作者以过硬的专业素养救治患者，以亲人般的柔情抚慰人心，用实际行动诠释了伟大抗疫精神，以职业精神和大爱之光彰显了巾帼力量。希望广大女性医务工作者大力弘扬伟大抗疫精神，不辱使命、再创佳绩，为建设健康中原、守护人民生命安全贡献巾帼力量，以优异成绩礼赞出彩河南，庆祝中国共产党百年华诞。

参加活动的领导分别为医院历年历届各级三八红旗手、三八红旗集体代表等赠送鲜花礼物并合影留念。花香四溢、沁人心脾，温暖的关爱与浓情的祝福，在春日的欢声笑语中传递。

"三八"妇女节前夕，院党委常委深入全院各病区、院中院、院中中心、华中阜外医院、省直第一医院、省直第二医院等，为2020年度三八红旗手和三八红旗集体送荣誉到一线。

在表达节日祝福的同时鼓励大家珍惜荣誉、再接再厉、再创佳绩，为促进医

院高质量发展作出新的更大贡献。

38年过去，弹指一挥间。或许时光流逝改变了韶华容颜，但"白衣女神"救死扶伤的坚守与奉献，始终未曾改变，始终风采依然。

院党委历来高度重视全院女职工的工作生活、成长成才。今年的"三八"妇女节，一项特别策划的活动更是仪式感满满、幸福感满满——慰问全院38年以上工龄的女职工。

在活动现场，邵凤民带领院领导先后为全院38年以上工龄的女职工代表颁发纪念品。

纪念品的创意和制作堪称独具匠心，不仅将38年工龄以上女职工的名字印刻其中，同样镌刻在上面的还有一段深情的话语。

这正是广大省医女职工精神与风采的鲜明写照和生动诠释。

还有这份光荣榜，河南省直机关三八红旗手标兵，全院三八红旗手、三八红旗集体，大写的致敬，送给她们。

2021-03-31

医院"国考"放榜，河南省人民医院全省第一

　　三级公立医院绩效考核是针对全国范围内的 2000 余家三级公立医院的考核，统一"一把尺子"衡量考核，是检验现代医院落实十年来深化医药卫生体制改革和公立医院综合改革的标尺，是对三级公立医院医疗服务能力、水平和口碑的考核，被业内人士称为"国考"。

　　业界广泛关注的"国考"数据，见证了医院的跨越发展。

　　在国家卫生健康委公布的《2019 年度全国三级公立医院绩效考核国家监测分析有关情况通报》中，河南省人民医院在全国 2413 家三级公立医院绩效考核国家监测指标分析中，位列全国第 69 名，河南省第 1 名! 国家监测指标等级获评 A+。

　　国家层面公布的第二次三级公立医院绩效考核全国"大考"成绩，权威性、专业性、科学性均达到了新的高度，一组数据足以见证：历经 100 余位专家、2 个阶段、4 轮数据质控，天河二号超级计算机分析 1.01 亿份病案首页和其他 48.56 万项数据、4.25 万条佐证资料，组织专家对医院数据进行现场抽查复核，最终完成 2413 家三级公立医院绩效考核国家监测指标分析。

　　成绩的取得来之不易。近年来，医院坚持以习近平新时代中国特色社会主义思想为指导，牢固树立"人民至上，生命至上"的理念，对标一流，应对挑战，稳健提升，努力打造省内领军、国内一流、国际知名的国家区域医学中心，各项工作均迈出坚实步伐，取得重大进展，医院实力大幅提升，全力推动高质量发展结出硕果。

狠抓质量安全，全面提升诊疗服务能力

　　质量安全是医疗服务的生命线，医院高度重视并持续强化核心制度落实，不断降低并发症发生率，严格感控管理，加强合理使用抗菌药物的培训和督导。不断提高诊疗能力和技术水平，促进医疗资源合理利用，平均住院日由 2015 年的 10 天逐步降至 2020 年的 7.5 天。着力控制次均费用不合理增长，严格单病种管理，强化药品、耗材合理使用管理，坚持以信息化为抓手，实时追踪质控诊疗文书。

　　持续深化亚专科建设，推动亚专业细分，发掘探索专业特色，锤炼专科专病

诊疗技术，优化专科专病诊疗流程，弹性调配床位资源。鼓励多学科协作，缩短预约诊疗时间，依据学科关联性原则、分布均衡原则、门诊资源倾斜原则、流程有序性原则，在专科及亚专科实际需求的基础上调整门诊布局，成立 30 余个多学科综合诊疗团队，涵盖全院 20 多个专业，强化多学科协同诊治，每年开展多学科综合诊疗近千例。

大力推进分级诊疗体系建设，线上线下医疗体系协同发展，远程医疗切实惠及基层医疗机构和群众，跨区域紧密深度融合医联体建设取得长足进展。以信息化为支撑改变传统预约就诊模式，拓宽预约挂号途径，提升患者平均预约诊疗率，有效缩短患者预约后平均等待时间，门诊预约诊疗率逐年提高，2020 年达 79.62%。合理调整医技检查班次、优化流程，CT、超声预约时间明显缩短，患者满意度持续提升。

大力发展手术专科，实施资源整合扩容，引进空白项目专项人才，设立专项考核措施，不断提升手术比例、微创手术比例、四级手术比例。采取"专项奖励、绩效助力、优化病历"三大激励政策，稳步增加日间手术病房、日间手术室硬件资源配置，目前医院开展日间手术术种 170 余种，涵盖全院 18 个专科，42 个亚专科。

明确三级医院功能定位，扎实做好对口支援帮扶工作。以提供急危重症和疑难复杂疾病的诊疗服务为目标，认真落实精准扶贫政策和对口支援工作，从增强管理能力、提高技术水平、培训技术人才等方面全方位帮扶基层医院，惠及基层患者群众。

聚焦科研创新，推进研究型强院建设

强化高端人才引培。先后成功引进海内外知名专家 50 人，协助发表文章 140 余篇，累计影响因子达 700；协助申报科研项目 27 项，获批国家级项目 23 项。其中国际知名专家 JUHA 教授共完成神经外科手术 300 余台，参加疑难病例会诊 261 次，被省政府授予"黄河友谊奖"。

加强科技创新驱动。医院荣获国自然项目 32 项，省部级项目 78 项，发表 10 分以上高水平 SCI 文章 19 篇，其中新冠肺炎研究成果在 *JAMA* 杂志发表，影响因子达 51.273。"十三五"期间，医院共获批国家级项目 110 项，省部级项目 541 项，市厅级项目 546 项，获得河南省科技进步奖 39 项，河南省医学科技进步奖 94 项；先后获批实验平台 65 个；博士后科研工作站面向全球招收，连续 3 年获得河南省"优秀博士后工作站"称号。

打造完备体系，深化医教协同

不断完善顶层设计，构建了院领导、职能部门、教研室、专业基地和亚专业科室五级教学管理体系，以及组织管理、制度建设、培训保障、师资管理、学员管理、专职人员管理6大体系。每年接收来自省内外各类学员6000名左右，举办2400余场次教学培训与考核。

深入推动医教协同，扎实开展带教创新。成为郑州大学直属附属医院，全程参与临床医学和护理学专业认证、教研室规划设置、本科教育管理、学位点申报等工作，打造形成性评价与终结性评价相结合的考评体系，被河南省教育厅认定为"河南省本科高校大学生校外实践教育基地"。

对标国际一流打造医学模拟中心，设立24个临床技能训练平台，涵盖医、药、技38项，护理50项专业技能及产、儿、急、麻、内镜多学科团队协作的综合技能操作项目。设有12站的OSCE临床考试中心，拥有省内首家教学综合信息化管理平台。

作为首批国家级住院医师规范化培训基地，医院拥有34个专业基地，"十三五"期间先后获批国家级继续医学教学项目355项，省级继续教育项目共计192项，累计获批国家级专科医师规范化培训基地7个，连续6年被评为河南省卫生科教工作先进单位，每年为基层培养紧缺和实用人才2000余名。

持续改进提升，强化绩效考核结果运用

为切实做好绩效考核工作，河南省人民医院切实加强组织领导，明确责任领导、责任处室、考核周期、督导讲评。同时，以国家三级公立医院绩效考核指标体系为导向，完善关键绩效指标考核方案，新增、细化考核指标，突出三级公立医院功能定位，进一步提升医院运营效能。

强化结果运用，持续改进提升。各项考核指标数据的本质是医院管理水平的真实反映，各部门认真分析各项指标的内在联系，查找自身不足，针对性加强业务学习，努力提高业务水平。针对自身职责范围内的指标，制定工作台账，提出切实可行的长期规划，改进各项规章制度，以此为依托，不断推动指标持续优化，确保绩效考核转化为医院管理提升的不竭动力。强化考核导向作用，加强奖惩力度。查找与标杆医院差距，研讨持续改进措施和工作思路，不断提升治理能力和治理水平，继续构建优质高效服务机制，努力为人民群众提供高质量的医疗服务。

2020年，医院坚持统筹推进疫情防控与医院高质量发展。8000多名干部职工、

3088 名共产党员冲锋在前，1000 多名医务人员投身抗疫一线，48 小时腾空公共卫生医学中心，15 天建成新冠楼，70 天不间断早晚多学科会诊 100 多场、688 人次，实现了重症抢救全部成功、确诊患者零死亡、医务人员零感染。自觉担负支援疫区、守好国门、援助国际的重任，先后派出 11 支抗疫医疗队，坚决把牢疫情防控关口，构建联防联控工作模式。被党中央、国务院、中央军委授予"全国先进基层党组织""全国抗击新冠肺炎疫情先进集体"荣誉称号；连续五届蝉联"全国文明单位"，为河南省卫生系统唯一。

医院各项核心业务指标持续回暖提升，门急诊总量 306.6 万人次；出院 25.7 万人次；手术人数 15.8 万人次，同比增长 17.9%；外科三四级手术率 84.9%，同比增长 1.6 个百分点；累计开展新业务、新技术 155 项，其中 10 项标志性业务技术填补空白；新增专业学位硕士点 6 个，荣获国家住培重点专业基地 3 个；全年累计开展远程会诊 2.62 万例，远程病理 6.65 万例，全省首家获批"互联网医院"执业许可证。医院综合实力、学科建设、人才梯队、科技创新、质量安全、品牌声誉、党的建设都迈上了新高度、实现了新突破。

2021-04-05

连续 12 年获评"群众满意医院"

一份沉甸甸的荣誉，凝聚着群众的口碑、信赖和支持。

这项荣誉，河南省人民医院已经连续 12 年荣获。

4 月 2 日上午，2021 年全省卫生健康系统党风廉政暨行风建设工作会召开，会上对评选出的群众满意度高、服务质量好、行风作风优良的先进单位进行了表彰。

会上，河南省人民医院被授予"2019-2020 年度河南省群众满意医院"称号。

这已是我院连续 12 年获得该项荣誉。

河南省人民医院党委常委、纪委书记田海峰代表医院上台领奖。

范太兵、李修岭、魏立分别荣获"第二届河南省医德医风标兵""第二届河南省医德医风模范"称号。

多年来，医院秉承"仁爱、博学、严谨、卓越"的医院精神，坚持"人民医院服务人民"的办院宗旨，以建设研究型强院为目标，以维护人民群众生命安全和身体健康为使命。

院党委始终坚持以人民健康为中心，认真贯彻落实党的卫生健康工作方针，始终把群众满意作为衡量一切工作的标准，加强医疗行为监管，改进医疗服务品质，创新服务举措，提升服务质量，改善就医感受。

坚定不移将"管行业必须管行风""谁主管谁负责"的要求扛在肩上、落到实处；坚持抓党风、正医风、纠行风，多措并举，逐级传导，压实责任；坚持以改善群众体验为落脚点，创新开展迎陪送、惠民病房等便民惠民服务，深入开展优质服务年、成本管控年、质量安全年活动，控制次均费用，缩短平均住院日，开展日间医疗等，减轻群众负担，方便患者就医；注重平时平常，筑牢思想防线，加强党纪党规教育、职业道德教育和服务宗旨教育，坚持行风建设和业务发展、业务管理同部署、同检查、同考核；坚持问题导向，加强日常监督，强化廉政警示，严格执纪问责，推动党风廉政建设与行风建设有机结合、相互促进。

坚持聚焦专项整治，规范医疗行为，扎实开展"三合理一规范"、医用耗材整治，认真落实卫生行业"九不准"，纠正医药购销和医疗服务领域不正之风，切实维护人民群众健康权益，持续弘扬行业新风正气。

通过深入开展行风建设工作，社会各界对我院的赞誉度持续提升，我们将再接再厉，巩固现有成果，立足医改大局，坚定创新驱动，驰而不息抓好党风政风行风建设，更加关注患者感受，持续规范医院管理，不断提升服务能力，推动医院高质量发展，全力护佑广大人民群众生命健康。

2021-04-30

省医纪念五四运动 102 周年表彰会

沿一条历史长廊，光辉的历程波澜壮阔。

跨一道岁月时光，青春的彩翼迎风闪耀。

102 年风雨兼程，青春的面庞未老；102 年斗转星移，青春的信念不变。他们有着相同的名字——"青年力量"，他们有着共同的印记——"五四精神"。

礼赞青年力量 共沐青春荣光

青春的气息在会场洋溢，蓬勃奋进的朝气感染着每一个人。

为庆祝中国共产党成立 100 周年，纪念五四运动 102 周年，不忘初心、牢记使命，号召广大青年为实现中华民族伟大复兴的中国梦矢志奋斗，4 月 30 日下午，河南省人民医院纪念五四运动 102 周年表彰会暨"青春同心、永跟党走"主题活动在省医科教大厦多功能厅举行。

河南省人民医院院长、党委副书记邵凤民，党委常委武素英、田海峰、陈传亮、申志强、张连仲、李建军、赵东卿、郭智萍，党委理论中心组成员，各党总支、团总支（支部）书记；团员、青年职工代表近 300 人参加会议。

党委副书记兼工会主席武素英主持会议。

大会在雄壮的国歌中拉开序幕。

邵凤民向全院 6832 名青年职工送上节日祝福，向受到表彰的集体和个人表示衷心的祝贺，回顾了 102 年前五四爱国运动的波澜壮阔，高度赞扬了新冠疫情之下广大青年省医人"用生命守护生命"的赤诚担当。

邵凤民提出四点希望，与广大青年职工共勉：一是筑牢信仰之基，争做爱国为民的新青年；二是点亮道德之炬，争做崇德修身的新青年；三是闪耀青春之光，争做真学实干的新青年；四是贡献创新之智，争做奋斗出彩的新青年。

纪委书记田海峰在大会上宣读《关于表彰 2020 年度五四红旗团组织、模范团干部、优秀共青团员的决定》。

副院长陈传亮宣读《关于表彰河南省人民医院第十届"十佳青年"的决定》。

与会领导为获奖集体和个人代表颁奖。

阜外华中心血管病医院心血管内科副主任医师陈珂作为获奖代表发言。

表彰大会结束后，河南省委党校党史教研部教授、河南省委宣传部百年党史宣讲团成员曹彦鹏教授为大家上了一堂主题团课。主题活动由纪委书记田海峰主持。

曹彦鹏教授以《中国共产党百年奋斗的光辉历程及宝贵经验》为题，深入浅出，娓娓道来，栩栩如生，透过宽阔的历史视角，展现了一幅中国共产党百年征程的壮美画卷。

在五四青年节到来前夕，院党委精心组织开展了"青春同心 永跟党走"系列文化活动，以精妙的创意、多样的形式、丰富的载体，尽情展现青年省医的风采、奋斗与担当！

踏寻红色足迹 传承革命精神

4月21日下午，40余名青年代表走进二七纪念塔，开展主题团日活动。团员青年追忆革命故事，对先烈们表达崇高的敬意和深切的怀念，实地接受"沉浸式"精神洗礼。

在"爱国、爱党、爱院、爱家"主题手绘书画展中，征集到书画作品50余幅，风格多样、内涵丰富。省医职工妙手绘丹青，将深情和热爱在方寸之间展现得淋漓尽致。

志"青春" 愿"奉献"

为弘扬"奉献、友爱、互助、进步"的志愿者精神，青年职工深入临床一线，为患者提供引导、讲解服务，将爱和温暖送到患者身边。

在就诊高峰，在门诊大厅、采血窗口、超声诊室等各处人员密集区，都有青年志愿者主动上前、热心服务的身影。

走出青春活力 演绎青年精彩

4月18日上午，来自15个团总支的70多名青年职工参加青春健步走活动，展示了省医青年职工朝气蓬勃、活力四射的良好精神风貌。

活动当日，医院"医声情"公益乐团还在现场进行了精彩表演，吸引不少群众驻足欣赏，赢得满堂喝彩！

"青春寄语"——写给未来的自己

时间负责流逝，我们负责成长。在青春寄语征集活动中，青年人面对镜头开怀畅叙，"立志向"，"谈爱国"，"话行动"，"说理想"，表达着对激扬青春、奋斗青春的无限热爱，对美好未来的自信期许。

2021-05-10

省医签约托管固始县人民医院

5月10日，振兴发展的红色革命老区，117年砥砺前行的百年名院，紧密"牵手"为人民群众带来健康福祉！

河南省人民医院与固始县人民政府签约，托管固始县人民医院。

河南省人民医院跨区域紧密型医联体建设再次结出新的成果！

上午，固始县人民政府与河南省人民医院合作托管固始县人民医院签约仪式在省医科教大厦举行。

河南省卫生健康委副主任谢李广，信阳市政协副主席、固始县委书记曲尚英，固始县委副书记、县人民政府县长王治学，县委常委、组织部长李伟，县人民政府副县长祝文娟以及县人民政府办公室、县卫健委、县人民医院相关负责人，河南省人民医院院长邵凤民以及院领导武素英、陈传亮、申志强、孙培春、张连仲、李建军参加签约仪式。

谢李广强调，合作托管固始县人民医院，是深入贯彻落实《河南省委省政府关于贯彻落实习近平总书记视察河南重要讲话精神支持河南大别山革命老区加快振兴发展的若干意见》精神，深化医药卫生体制改革，支持大别山革命老区医疗卫生事业振兴发展的有益实践，是河南省医疗卫生事业发展的一件大喜事。希望双方精诚合作，共同努力，为进一步提升固始县域医疗服务能力，保障人民群众生命健康，加快大别山革命老区振兴，助力健康中原、健康中国建设做出新的更大的贡献。

邵凤民指出，合作托管固始县人民医院是落实健康中国、健康中原建设的主动探索，是积极践行《国务院关于新时代支持革命老区振兴发展的意见》等政策文件的有效举措。希望通过省人民医院优质医疗资源的有效下沉，进一步补齐公共服务短板，增进大别山革命老区人民健康福祉，为固始县人民提供更加优质、安全、便捷的医疗健康服务，共享托管合作成果，支持革命老区巩固拓展脱贫攻坚成果，为健康中原建设，全面建成小康社会贡献新的力量。

信阳市政协副主席、固始县委书记曲尚英表示，河南省人民医院在省县医院托管合作方面作出了一系列成功探索，有着成熟的实践经验，我们将充分利用好这一重要契机，把省医在资源、人才、技术、管理等方面的优势引进到固始，尽快实现人才、管理、医疗互通，让固始老百姓不出家门就能享受到省级医院的优质医疗健康服务。

签约仪式由党委副书记兼工会主席武素英主持。

王治学、张连仲在现场签署合作协议。参会领导现场鉴签。

固始县地处河南省东南部，豫皖两省交界处，是河南面向华东的桥头堡，县域面积 2946 平方千米，人口 180 万，有着充分的区位优势、经济优势、人口优势、生态优势、文化优势，先后被省委省政府表彰为 15 个首批践行县域治理"三起来"示范县，明确为 30 个乡村振兴示范引领县之一。

始建于 1951 年 7 月的固始县人民医院是新中国成立后固始创立的第一所公立卫生机构。目前，医院建筑总面积 6.8 万余平方米，开设 67 个专业学科，36 个临床科室，11 个医技检查科室，27 个行政职能科室，开放床位 1350 张，全院在职职工 1772 人，2020 年顺利通过二级甲等综合医院评审。

据了解，经过多次洽谈、友好协商、实地调研，固始县人民政府与河南省人民医院本着互利共赢、造福人民的原则，就合作托管固始县人民医院事宜达成共识。

从 2017 年起，河南省人民医院开始探索建立跨区域紧密深度融合医联体，托管新蔡县人民医院，挂牌"河南省人民医院豫东南分院"，着力打造政府—医院合作下托管新模式。

目前，河南省人民医院托管县级医院建立跨区域紧密型医联体的实践探索已取得显著成效。

通过托管，新蔡县人民医院各项业务指标显著提升，顺利通过国家二级甲等医院评审。之后托管的叶县人民医院、民权县人民医院和潢川县人民医院，也相继开展了一系列新技术、新业务，托管医院运营管理效能明显提升，为当地及附近百姓的健康福祉提供了坚实保障。

2021-05-11

最美护士颁奖盛典，河南省人民医院荣光闪耀

一息之间，生死攸关。

他是瞭望者，及时预警呼吸重症患者的危险；他是助攻者，全力辅助医生击退病魔；他是守护者，保卫每一位患者呼吸的权利。

他两次冲上抗疫一线，自愿报名支援边疆。他是河南省人民医院优秀护理团队的光荣一员。

就在昨晚，"最美"荣誉，至高褒奖又一次花落省医，向白衣天使深深致敬。

在"5·12"国际护士节即将来临之际，5月10日，由河南省委宣传部、河南省卫生健康委、河南日报报业集团、河南广播电视台共同主办的"出彩河南人"第六届最美护士宣传推介活动颁奖典礼在郑州举行。

河南省人民医院呼吸亚重症监护病房护士长王海播等10人获评"出彩河南人"第六届最美护士荣誉称号。

为患者自由呼吸，而拼搏的白衣战士

他与死神博弈，用ECMO挽救危重患者，帮助患者闯过一个又一个鬼门关。截至目前，王海播护理过的康复出院患者达千余名，其中，百余名重症患者在他的细心照料下转危为安。

王海播说："心中有爱，肩上有责，愿我的努力让患者尽早康复，守护每一位患者呼吸的权利。"

他临危受命，新冠疫情发生后主动请战，奔赴南阳。和衣而睡、枕戈待旦、24小时待命……

在驻守的15天里，他建立了重症隔离病区、疑似隔离病区、普通隔离病区"日工作量报表"和"问题清单制"，让所有的医生、护士及管理者第一时间了解隔离楼的动态情况。

他首次提出建设"双阴患者集中救治病房"，帮助当地医院建立护理后备人员梯队，推动疫情救治能力持续提升，为有效控制疫情发挥了积极作用。

他言传身教，带着先进的呼吸治疗技术，奔赴祖国边疆哈密，在新疆生产建设兵团第十三师红星医院开展帮扶。

白天，他和当地医院医护人员并肩作战，使用无创呼吸机治疗重症患者；晚上，坚持教授大家安装睡眠监测导联线的正确方法，时常废寝忘食，工作到深夜。在他的指导下，红星医院已能够独立完成睡眠监测和无创呼吸机使用，填补了该地区此项技术的空白。

临走时，红星医院呼吸内科医务人员专门为他作文送别：与王海播在一起工作的日子，是一生难以抹去的记忆。

他创新钻研，创新发明了"新型气道湿化装置"，获得第七届中国医学领域护理用品产学研一体化大赛二等奖，成功获得"国家实用新型专利"，在全省应用推广。

省医护理风采，荣光闪耀舞台

颁奖礼上，最引人注目的，既有获评最美护士的白衣天使，也有为他们颁奖的河南护理界前辈。

在颁奖晚会开场环节中，河南四代护士倾诉初心。

在 4 名护士代表中，有 2 人来自河南省人民医院。

"我清楚地记得 66 年前，自己怀着梦想第一次穿上了洁白的护士服，从此，'爱与责任'串联起了我一生的护理事业。"

作为新中国的第一代护士，南丁格尔奖获得者、河南省人民医院原护理部主任孔芙蓉讲述了自己在艰苦的工作环境下，伴随着国家卫生健康事业的发展一路成长，不断进步、不断超越的奋斗历程。

"2000 年后，随着我国医疗卫生服务体系的不断完善，护理专业科学、规范发展迎来了良好契机。一大批高素质人才加入护理队伍中。一个个新生的专业化团队与新科技的完美结合，为危重患者从死神手中争取了救治时间。"

2021 年是河南省人民医院重症医学科护士长、中华护理学会杰出护理工作者获得者朱世超在岗位上度过的第 14 个护士节。作为一名男性护理人员，他深切地感受着护理事业理念的转变和创新。

孔芙蓉和朱世超作为嘉宾为获奖选手颁奖。

2021-05-20

郑州大学先进医学研究中心人民医院分中心揭牌成立

5月20日，郑州大学先进医学研究中心人民医院分中心揭牌仪式在河南省人民医院举行。

脑血管病精准诊疗研究中心、消化道早癌微创诊疗研究中心、眼科疾病研究中心、肾脏病研究中心、超声医学临床与科研研究中心同时正式揭牌成立。

河南省卫生健康委二级巡视员王金河，郑州大学副校长、医学院院长董子钢，郑州大学医学科学院党委书记张洪剑及郑州大学医学院相关部门负责人，河南省科技厅社会发展处副处长王炜，河南省人民医院院长邵凤民以及院领导陈传亮、张连仲、李建军、赵东卿参加揭牌仪式。

郑州大学先进医学研究中心是以一流大学和一流学科建设为牵引，立足郑州大学医学学科资源，以特色发展为导向，以平台建设为载体，以协同发展为模式，依托附属医院建设的学校层面科研机构。

王金河、董子钢、张洪剑、王炜、邵凤民、陈传亮共同为郑州大学先进医学研究中心人民医院分中心揭牌。

与会领导及5个研究中心相关负责人共同为脑血管病精准诊疗研究中心、消化道早癌微创诊疗研究中心、眼科疾病研究中心、肾脏病研究中心、超声医学临床与科研研究中心揭牌。

邵凤民在致辞中表示，郑州大学先进医学研究中心的建设是推动医学研究与临床实践深度融合，提升医学科研能力水平的创新举措，更是助力省医补齐科研短板、强化人才培养、科技创新突破的重大驱动。医院将用好政策支持、发挥平台优势、建强特色学科、引培精尖人才、科学管理谋划，奋力开创医教研高质量发展新局面，为助力郑州大学"双一流"建设，提质提速健康中原建设贡献新的力量。

王金河指出，先进医学研究中心的成立，是学校医学新学科增长点的承载，也是人民医院向研究型医院发展的重要支点。省医要结合自己的专业基础和优势，整合内部资源，优化学科和平台布局，对标国内一流强院，推动分中心明确发展定位，找准发展路径，形成特色各异、优势突出的发展格局，促进临床与研究的结合，全面提升医疗服务能力、疫情防控能力、科研创新能力、医疗救治能力、医院管理能力。希望郑州大学加强顶层设计，加大对中心的资金和人才投入，共同推进分中心建设。省卫生健康委将进一步加大对省医的支持力度，提高区域医疗研究水平，提升医疗服务能力，共同促进郑州大学"双一流"建设，为河南人民的健康事业做出应有的贡献。

董子钢指出，近年来，人民医院高度重视学科发展、通过与郑州大学深入合作，步入科技兴院发展的快车道。依托郑州大学先进医学研究中心平台优势，相信人民医院布局的研究中心将在科技创新及人才培养方面取得更大的成绩。一要加强平台建设，优化平台管理，确保分中心实体化建设和相对独立运行。二要加大人才引培力度，大力引进和培养高层次人才，建立专职科研团队。三要提升新发展动能，促进基础研究与临床实践有机融合。人民医院分中心的运行要结合医院的临床优势和发展趋势，从临床需求出发，提出重大科学问题，深入挖掘临床数据，通过研究再反哺到临床，真正让临床病人受益，形成临床和科研相互促进的医学科学研究模式，着力解决危害人民群众健康的重大科学问题并取得高水平研究成果，持续提升科技创新能力，把人民医院打造成为全国一流、国际知名的研究型医院。

揭牌仪式由河南省人民医院副院长张连仲主持。

当天，在郑州大学阜外华中心血管病医院——郑州大学先进医学研究中心华中阜外分中心、冠心病防控研究中心、终末期心脏病的综合治疗研究中心也正式揭牌。

2021-06-29

省医举行庆祝中国共产党成立100周年大会

2021年，是具有特殊历史意义的一年。是伟大的中国共产党成立100周年。

1921—2021年，从石库门到天安门，从小小红船到巍巍巨轮百转千回，百炼成钢百年风华正茂。

千山万水，千磨万击千秋伟业在胸。

党的伟大事业和天地并存，与日月同光。

下午，河南省人民医院隆重召开庆祝中国共产党成立100周年大会暨"礼赞百年颂党恩 扬帆奋进新征程"主题活动。

感怀党的峥嵘岁月，颂扬党的丰功伟绩，赓续党的精神血脉，重温入党誓词，表彰激励先进，进一步团结和动员全院党员干部职工坚定不移听党话、感党恩、跟党走，抒发对党的无限热爱和美好祝愿，献礼党的百岁华诞。

河南省卫生健康委党组成员、副主任张若石，委机关党委专职副书记张学旺莅临大会。河南省人民医院院长、党委副书记邵凤民，院党委常委武素英、田海峰、申志强、孙培春、张连仲、李建军、赵东卿、郭智萍出席大会。

医院老领导、老党员、老专家代表，受表彰的"两优一先"代表，以及各基层党组织的党员代表近200人参加大会。

表彰先进 砥砺奋进

大会在庄严的国歌声中开幕。

张若石指出，党史学习教育开展以来，河南省人民医院立足行业特色，发挥专业优势，坚持对标对表，在扎实学、用心悟、带头做和"为民服务解难题"等方面深入推进、成效显著，做到了规定动作保质保量，自选工作特色鲜明，学思践悟与为民服务并重并举，呈现出动员部署快、工作责任实、载体抓手活、临床结合紧、为民成效显的特点。

河南省人民医院作为全省公立医院的龙头标杆，是党服务人民、造福人民、体现公益性的重要窗口。希望大家以百年为奋斗新起点，勿忘昨天的苦难辉煌，无愧今天的使命担当，不负明天的伟大梦想，高举习近平新时代中国特色社会主义思想伟大旗帜，立足新发展阶段，贯彻新发展理念，融入新发展格局，高标准高质量开展好党史学习教育，把学习教育成果转化为"十四五"卫生健康事业改革发展开好局、起好步的强大动力，为新时代中原更加出彩增添健康动力、提供健康保障，为建党 100 周年献礼。

邵凤民致辞并讲授专题党课，号召全院党员干部高举旗帜，永跟党走，把爱党之情、为党之责、强党之志融入中华民族伟大复兴的奋斗伟业，把全心全意为人民健康服务的赤诚初心融入医疗服务的具体实践，为中原更加出彩提供坚实的健康保障，以优异成绩庆祝建党 100 周年。

一是回望奋斗路，从百年党史中汲取智慧和力量。感悟信仰之力，进一步坚定理想信念；追随真理之光，进一步强化理论武装；牢记胜利之源，进一步践行初心使命。二是眺望前行路，奋力开启医院高质量发展新征程。坚持以理论清醒夯实政治坚定，做到学史明理；坚持以理想信念增强行动自觉，做到学史增信；坚持以崇高精神担当时代大任，做到学史崇德；坚持以历史智慧提高实践本领，做到学史力行。

党委副书记兼工会主席武素英主持大会。

纪委书记田海峰宣读《关于表彰 2020 年度先进基层党组织、优秀党务工作者和优秀共产党员的决定》。

副院长申志强宣读《关于表彰 2020 年度新闻宣传工作先进集体、先进个人的决定》。

副院长孙培春宣读《关于表彰 2020 年度工会工作先进集体和优秀个人的决定》。

大会为光荣加入中国共产党 50 年以上的老党员代表颁发"光荣在党 50 年"纪念章。获此殊荣的有郭希让、徐光辉、马桂英、冯玉荣、王果、张起焕、任凤鸣、陈祖基、蒋迪成、沙金宽、丁行振。

岁月流转，初心无悔。他们用忠诚书写担当，用奉献践行初心，用实干砥砺使命，是医院的功臣，是全院党员干部学习的标杆与榜样。

邵凤民带领新党员进行入党宣誓，老党员重温入党誓词。

礼赞百年颂党恩 扬帆奋进新征程

大会现场还举行了"礼赞百年颂党恩 扬帆奋进新征程"主题活动。活动由党办、工会主办，各党总支紧扣主题，精心编排节目，以诗歌、舞蹈、朗诵、合唱等方式精彩呈现，尽情抒发爱党爱国情怀，以最深情诚挚的祝福庆祝党的百岁华诞。

来自后勤党总支省医幼儿园的老师和小朋友们一起登台，用青春飞扬的曼妙歌舞精彩演绎红色经典《红星传万代》。童心至真、情感至纯，挥舞的红旗感染了现场观众，让红色基因在赓续接力中薪火相传。

脑血管病医院党总支的李园园、陈志炯共同诵读了著名诗人艾青的《吹号者》一诗。时而低回婉转、时而慷慨激昂，让所有聆听者沉浸其中，仿佛跟随着那响亮号角声，一起为民族觉醒奋勇冲锋。

来自阜外华中心血管病医院的郝琛、白向威、赵清湫、司维相继登台，在《信中国》的表演中，生动再现了李大钊和陈独秀相约建党、杨开慧写给毛泽东的深情书信和革命先烈夏明翰临刑前的内心独白，重启尘封的历史记忆，感受共产党员牢不可破的信仰、信念和信心。

"要永远跟着共产党，共产党是有一条被子也要剪下一半给你的好人！"医技党总支王亚娟饱含深情，讲述了广为传颂的《半条被子映初心》的红色故事，深刻见证了中国共产党为人民谋幸福、为民族为复兴的初心坚守！

机关总支的徐北辰与外科总支的李晓共同朗诵了《永恒的雕像》，字字铿锵、直击内心，把感天动地、可歌可泣的英雄事迹带到了观众面前，深深震撼和感动了所有人。

以歌抒怀、献礼华诞！离退休总支和药学部总支一起带来的大合唱《唱支山歌给党听》《再一次出发》，以激昂嘹亮的歌声、整齐划一的动作、饱满充沛的情感，表达出感党恩、颂党情、跟党走的坚定信念，用歌声传递出对中国共产党和伟大祖国最美好的祝愿。

奋斗百年路，启航新征程。

庄严的仪式、铿锵的誓言、传神的演绎、深情的诵读，汇聚起团结一心、奋勇前行的强大力量。

与会者纷纷表示，要以庆祝建党100周年为契机，认真贯彻院党委指示部署，深入开展党史学习教育，以优异成绩为全力推动医院高质量发展、助力健康中原建设不懈奋斗、砥砺前行、建功出彩。大会在雄壮的国际歌中圆满落幕。

2021-08-19

致全院医师的慰问信

　　生命至上，大爱无疆；白衣为甲，医者仁心。在河南省上下同心协力抗击疫情、众志成城加速灾后重建的重要时刻，我们迎来了第四个中国医师节。在此，院党委向长期以来扎根临床默默奉献、危急时刻逆行出征的全体医务人员致以节日的问候和崇高的敬意！

　　2021年中国医师节的主题是"百年华诞同筑梦，医者担当践初心。"中国共产党成立的100年，是风云激荡、辉煌奋进的一百年，也是党为人民谋健康、不断增进人民健康福祉的一百年。我院历经117年风雨历程，在党的旗帜引领下，与祖国共成长，与人民同呼吸，始终秉承"仁爱、博学、严谨、卓越"的医院精神，一代代省医人初心如磐、使命在肩、接续奋斗，生动践行了人民医院为人民、人民医院服务人民的宗旨使命。听诊器、柳叶刀，手术台前、无影灯下，大家经年累月，彻夜无眠，每时每刻都在为生命守护。无论是在抗震救灾一线，还是在抗洪救灾、抗击疫情的最前沿，凡有祖国召唤、人民需要，就有省医人奔赴向前、不畏生死、无私奉献的身影，大家在平凡中书写伟大、在岗位上信守誓言，以实际行动彰显了医者仁心，用责任担当谱写了动人诗篇。

　　艰难方显勇毅，磨砺始得玉成。在郑州"7·20"特大暴雨灾害的危难时刻，在我省新一轮新冠疫情防控的紧要关头，我院广大医护人员再一次白衣为袍、挺身而出、逆行出征……在洪水围困的"孤岛"绝境里，是你们坚定坚毅、驱散焦虑，凝聚了希望的力量；在惊心动魄的患者大转运中，是你们仁心仁术、精心呵护，照亮了水陆空协同转运的生命通道；在与新冠病毒争分夺秒的"战疫"斗争中，是你们义无反顾、勇敢逆行，为打赢疫情防控阻击战贡献了省医力量。面对洪灾、抗疫的双重困难和挑战，省医人用忠诚砥砺初心，以担当扛起使命，再一次雄辩地证明：无论平时还是战时，当代省医人是一支拉得出、冲得上、打得赢，用生命守护生命的白衣"铁军"。

　　阳光总在风雨后，灾情疫情终将过去。在第四个中国医师节来临之际，希望全院医务人员始终高举习近平新时代中国特色社会主义思想伟大旗帜，不忘医者初心，牢记健康使命，大力弘扬和践行医疗卫生职业精神和伟大抗疫精神，崇医德、精医术、铸医魂，阔步走在全心全意为人民健康服务的大道上，为奋力推进医院高质量发展，全面建设高水平研究型强院、高质量国家区域医疗中心而不懈奋斗，为提速提质健康中原建设、添彩百年省医而建功立业！

　　致敬每一位平凡医者！祝大家节日快乐、事业进步、平安幸福！

中共河南省人民医院委员会

2021 年 8 月 19 日

2021-08-30

省医团队与哈佛、麻省理工的合作研究"开花结果"

青光眼和翼状胬肉是眼科常见病、多发病，术后患者常常面临眼压复升和翼状胬肉复发。

如何才能有效解决这种既普遍又难缠的病痛？

近日，一项重要研究成果在国际知名期刊上正式发表，为解决"难题"提供了来自中国、来自河南省人民医院的"高精尖方案"。

近日，河南省立眼科医院（河南省人民医院眼科）副主任医师栗占荣博士及其科研团队与美国哈佛大学和麻省理工学院合作，完成了一项新的研究。

利用天然生物材料构筑眼用生物材料膜，通过抗增殖药物的缓释实现对结膜下纤维化的有效抑制，该研究成果于日前在国际期刊 Materials Today Advances（IF 7.58）发表。

论文题目为"Nature-derived bionano materials for sustained release of 5-fluorouracil to inhibit subconjunctival fibrosis"。

这项研究，直指青光眼和翼状胬肉等患者术后的"痛点"，紧扣治疗难点。

据悉，青光眼和翼状胬肉患者术后，由于肌成纤维细胞活化，分泌大量的细胞外基质造成结膜下纤维化，导致了青光眼滤过手术失败和翼状胬肉的复发。

5-氟尿嘧啶（以下简称5-FU）是抑制结膜下纤维化常用临床药物之一，但它在临床应用中却存在代谢快、剂量可控性差等缺点，致使疗效欠佳。

如何克服5-FU眼部常规给药的缺点，提供持续给药，同时减少给药频率的替代药物配方亟待解决。

基于此，科研团队设计了一种长效释放 5-FU 的植入性眼部纳米抗增殖膜，用于大鼠结膜损伤模型，研究其抗结膜下纤维化效果。

研究结果表明，此眼部抗增殖膜通过实现药物 5-FU 的梯度、持续释放，对结膜下肌成纤维细胞的活化有持续、持久作用，可用于有效抑制结膜下纤维化。体外研究发现 5-FU 通过 TGF-β1/Smad2/3/TEAD1 信号通路，抑制肌成纤维细胞的活化。

　　该研究成果为临床提供了一种有效抗结膜下纤维化的治疗策略，为抑制结膜下纤维化提供了一个有前景的载药平台，在眼病的治疗和其他生物医学应用中有巨大潜力。

　　栗占荣为论文的第一作者，李景果副研究员为该论文的共同通讯作者。

　　该工作得到了国家自然科学基金、河南省"中原青年拔尖人才"支持计划、河南省科技攻关计划、河南省医学科技攻关计划、河南省立眼科医院基础研究专项等项目的资助。

2021-09-01

省医获批成为全国首批"5G+健康管理"方向应用试点单位

日前，工业和信息化部、国家卫生健康委员会联合主办的"5G+医疗健康应用试点项目"试点单位名单正式公布。

河南省人民医院获批成为全国首批"5G+健康管理"方向应用试点单位，省医老年医学科将牵头开展"5G+老年智慧健康管理应用试点研究项目"。

场景一：夕阳下，两位头发花白的老人拄着拐杖在路边缓缓地散步。老太太突然歪倒，老先生想扶却拉不动。

很快，社区卫生中心工作人员在智能设备监测终端收到警报，立即飞奔而来，扶起老人，接回医院进行后续处理。

场景二：养老院内，几位老人正在餐厅吃饭。

医院的智能监测设备终端系统发现一位老人的心脏指标出现异常，随即联系医务人员前往诊疗，根据检查结果指导用药。

以上场景，就是未来省医"5G+老年智慧健康管理应用试点研究"项目，在试点区域力争要达到的效果。

项目通过"居家-社区-医院"互联互通、共同参与，实现居家-社区／医养结合机构-医院联动的健康管理模式，是针对当前我国人口老龄化程度加深、老人健康需要增长进行的探索和尝试。

"5G+老年智慧健康管理应用试点研究"由河南省人民医院牵头，联合中南大学、中国科学院宁波材料技术与工程研究所慈溪生物医学工程研究所、北京机械工业仪器仪表综合技术经济研究所、浙江大学滨海产业技术研究院、四川大学华西医院等8家单位共同参与。

省医在全国率先提出并探索建立互联智慧分级诊疗服务体系，并与中国联通河南分公司战略合作签约，共建5G智慧医疗生态联盟，充分利用5G网络、大数据、人工智能、云计算等现代化信息技术手段，打造全方位的智慧医院，可为项目顺利开展提供强大的体系支撑。

省医老年医学科设有老年综合、老年心血管、老年呼吸、老年神内、老年内分泌代谢、老年消化、老年重症、老年康复营养等亚专科，在一体多病、疾病预防保健、情感障碍的综合化治疗、自主神经紊乱诊疗等方面经验丰富。

借助医院现有的工作基础及科室技术优势，为该项目的顺利实施、落地实见效奠定坚实基础、提供充足保障。

根据项目试点计划，省医将联合通信公司先在试点区域铺设 5G 网络，对该区域内社区、养老院等老年人进行体检及疾病筛查，判断其有无疾病高风险指征，精准评估每一位老人的身体状况，为有需求的老人提供个体化定制便携智能设备。

在日常生活中便捷式智能设备将为保护老年人健康，发挥重要的监测和预警作用。

比如：老人突然跌倒，便携智能设备可立即示警并精准定位老人位置，通知家人、监护人或者就近医疗机构前往救援。

对于患有基础性疾病的老人，可在医务人员指导下携带监测呼吸、心脏、血压、血糖等不同疾病的相关设备，提前发现指标异常，及时发布预警、尽早干预和救治，从而扩大老人，尤其是独居老人的健康管理范围，有效提升健康指导及精准防控能力，减少突发健康问题带来的不良后果。

2021-10-13

省医两科室同获国家级荣誉

一项备受瞩目的国家级荣誉放榜！

这项荣誉评选涵盖全国各行各业，自 1994 年评选启动 20 多年来坚持在党的领导下，致力于引领青年，在经济社会发展的不同领域，弘扬职业文明、矢志奋斗进取。

日前，共青团中央等 23 个部门联合下发《关于命名第 20 届全国青年文明号的决定》河南省人民医院重症医学科、急诊医学科急诊抢救病区获评"第 20 届全国青年文明号"。

河南省人民医院党委始终坚持党建引领把向稳舵，核心价值观强基铸魂，持续深入开展号手创建和"青春省医"建设。连续多年评选十佳青年、十佳科技标兵等荣誉，举办青年科普大赛等丰富多彩的青年特色主题活动，不断筑牢广大青年干部职工爱党爱国的信仰之基，激扬青春活力、彰显青年担当。截至目前，医院共有青年文明号集体 34 个，其中国家级 6 个、省级 13 个、省直级 15 个。

重症医学科

河南省人民医院重症医学科共有职工 245 人，35 周岁以下人员占 90%，是一支在医疗工作中能吃苦、善钻研、讲奉献的青年队伍。科室坚持技术、文化、人才、科研、服务 5 个方向齐头并进，年均救治急危重症患者 3000 余例，成功率达 96% 以上，迈入国内重症专科第一方阵，为危重患者增添了多道"保险绳"。

新冠疫情防控期间，学科主任秦秉玉被任命为河南省新冠肺炎救治专家组副组长，坚守奋战在抗疫一线。科护士长朱世超任河南省第五批援鄂医疗队总联络员，协助成立医疗队党支部并参与审核制订《武汉武钢体育中心青山方舱医院工作流程及规章制度》。科室派往武汉、省内疫情防控一线的医护人员达 44 人，在武汉市青山方舱收治确诊新冠肺炎患者 519 人，治愈出院 372 人，舱内检测咽拭子实验 1386 人次，实现了医务人员零感染、患者零死亡、治愈患者零复发、患者零投诉"四个零"的目标。科护士长朱世超获得"疫情防控工作中表现突出的共产党员""河南青年五四奖章""河南省抗击新冠肺炎疫情先进个人""2020年度全国最美家庭"等荣誉称号，科室多名医护人员获省厅级抗疫荣誉称号。

急诊医学科急诊抢救病区

河南省人民医院急诊抢救病区职工平均年龄 32 岁，其中 35 岁以下青年占 69%。团队始终坚持"以精湛技术为基础，以优质服务为载体，一切以病人为中心"的宗旨，践行"急救先锋、闪电出击、争分夺秒、迅速到位、闻呼即救、有诊必出、挽救生命、人道博爱、廉洁行医、共建和谐"的服务承诺，被同行誉为急诊急救工作中的排头兵。

抗击新冠疫情期间，在防护物资极其紧缺的情况下，急诊预检分诊克服困难，接诊发热患者近 6000 人，抢救发热患者 700 余人；在外防输入工作中安全转运患者 300 余人，7 名青年骨干不畏生死、不计报酬驰援武汉，圆满完成任务。

急诊抢救医护人员坚持抓内涵、强技术，持续开展新业务新技术，在全省急诊界率先独立开展 ECPR，填补省内空白，使急诊患者的抢救成功率从 89% 提高到 97.2%。率先在全省开展急诊"24 小时迎陪送"服务，急诊患者满意度全省首位。在完成日常急救的同时，积极参加省委省政府各级部门的医疗保障任务，近 3 年累计开展互联智慧帮扶下乡活动 200 余次，开展急救知识进社区、学校、企事业单位 200 次，辐射带动提高全省急救医疗发展水平，为普及急救知识、提升全民健康素养做出了积极贡献。

2021-11-03

省医创面修复中心来了

右侧腋窝下出现了一个鸡蛋大小的"洞"，这是女性"头号杀手"乳腺癌，给刘女士留下的伤痛。

原本只是一个小溃疡，后来却不断溃烂、流脓，竟然怎么也长不好了。

四处求医，就诊于各种科室，但就是找不到完全"对口"的，这样的痛苦长达数年，刘女士几度濒临绝望……

糖尿病足只"用"了半个月时间，就让张先生的整只右脚和小腿溃烂、流脓、散发恶臭，样子触目惊心。

许多医院不敢为他手术，辗转来到河南省人民医院，当手术刀划开后，他整只右小腿全是白色的脓液……

像他们这样，被"长不好的伤口"所困扰的患者还有很多。

有没有一个科室可以让患者不再到处寻觅、反复跑路，就能"一站式"治疗这些伤口，解决这些难以忍受的痛苦呢？

在河南省人民医院答案是肯定的。

河南省人民医院创面修复中心正式成立了。

与刘女士、张先生几乎有着同样"痛苦"经历的人数不胜数，他们亟需解决的这种"长不住的伤口"，医学上称为创面。

创面，修复起来为什么这么难？

河南省人民医院手足显微与创面修复外科主任、主任医师谢振军解释，因为各种疾病或外力、电流、化学物质等外界因素导致，正常皮肤（组织）受到损害如破损、一定量正常组织丢失等叫作创面。

一般认为自创面形成 1 个月内为急性创面。

而因各种原因导致创面愈合受阻超过 1 个月，甚至无愈合趋势的创面则被称为慢性创面。

谢振军解释，慢性创面的患者多数人同时患有全身性疾病，其创面修复耗费时间长、愈合过程慢，需要多学科协同诊治的同时也更需要专科全方位、个体化、规范化治疗。

以往这样的患者只能分散就诊于疾病相关专科，由于无法得到专科规范化治疗，只能忍受伤口长不住的痛苦长达数月甚至数年。

有鉴于此，国家卫健委 2019 年 11 月 29 日发布《国家卫健委办公厅关于加强体表难愈性创面（溃疡）诊疗管理工作的通知》，指出：有条件的二级以上医疗机构应建立"创面修复科"，要求提升创面修复诊疗能力和规范化水平。

"联合多学科进行创面修复治疗，我们已经开展了多年，但近年来这类患者逐年增加，他们多数面临着找不到专科就诊、得不到专业治疗的困境。"谢振军说。

为响应国家卫健委号召，河南省人民医院手足显微外科，依托国内领先的显微外科技术如负压技术、PMMA、诱导膜技术、PRP 技术、皮肤扩张（牵张）技术、横向骨搬移技术、下肢搭桥技术、神经松解技术等，以及各类皮瓣、肌瓣、特殊形式皮瓣、延迟皮瓣移植等技术。在多年与内分泌科、血管外科、感染科、风湿免疫科、皮肤科、肿瘤科、老年医学科等科室合作组建多个 MDT 团队的基础上正式成立河南省人民医院创面修复中心。

科室正式更名为：河南省人民医院手足显微与创面修复外科，科室将继续依托各 MDT 团队充分发挥优势技术，更好地为各种急、慢性创面患者提供多学科协作的专业治疗。

2021-12-01

省医豫南分院、大别山分院揭牌

12 月 1 日，河南省人民医院两个分院分别在潢川县、固始县揭牌。

河南省人民医院紧密型医联体建设再迈重要步伐，优质医疗资源下沉惠及当地群众。

11 时，河南省人民医院豫南分院（潢川县人民医院）揭牌仪式在潢川县会展中心举行。

河南省卫生健康委医疗服务管理中心主任董薇、河南省卫生健康委财务处副处长杨承君，省医保局价格采供处处长周江波，河南省人民医院院长陈传亮、副院长张连仲、总会计师李建军，信阳市卫生健康委副主任熊正尧，潢川县人民政府县长余华，潢川县人民政府副县长刘俊，潢川县政协副主席、县人民医院院长杨怀玉出席豫南分院揭牌仪式。

陈传亮、董薇、周江波、余华、刘俊、杨怀玉共同为河南省人民医院豫南分院揭牌。

15 时许，大别山分院（固始县人民医院）揭牌仪式在固始县委大会堂举行。

河南省卫生健康委医疗服务管理中心主任董薇、河南省卫生健康委财务处副处长杨承君，河南省人民医院院长陈传亮、副院长张连仲、总会计师李建军，信阳市卫生健康委二级调研员黄楚安，固始县委常委、常务副县长李新民，固始县委常委、县委办主任游安光，固始县领导许涛、冯晓、张良俊、万正钰出席大别山分院揭牌仪式。

陈传亮、董薇、李新民、游安光共同为河南省人民医院大别山分院揭牌。

陈传亮表示，河南省人民医院将更好地借助品牌影响力和技术优势，对豫南分院和大别山分院进行医院管理、学科建设、人才培养、科研创新等全方位的帮扶，打造一批实力强劲、特色突出的重点专科，培育一支能力强、素质高、结构优的人才队伍，全力培养一支带不走的高水平医疗队，真正把潢川县人民医院打造成高质量县域医学中心，将固始县人民医院打造成县域医共体的领头雁、大别山区域医疗中心，让父老乡亲在家门口就能享受到更加优质、安全、便捷的全生命周期健康服务，让优质资源更可及、人民群众得实惠。

董薇表示，河南省人民医院将"政府＋医院"托管基层医疗机构的模式移植至潢川、固始，是推动省级优质医疗资源向县域下沉、支持大别山革命老区医疗卫生事业发展、实现区域医疗协同发展的有益实践。两家分院揭牌后，要坚持以人民群众健康为中心，满足人民群众的医疗救治需求，满足潢川县和固始县的医疗发展需求。特别是要在管理模式、运营模式、发展模式上，探索经验，加以全省推广；要在依法执业、医疗服务和医疗技术、群众满意度方面持续提升；要在运营模式、体系建设、新动力和新文化发展方面有所作为。

余华说，建设豫南分院，弥补了潢川县医疗健康短板，提升了医疗技术水平，必将增强广大人民群众的幸福感、获得感；省人民医院先进的管理模式和优质的医疗资源下沉到我县，创建了省县直通、以强带弱、以大帮小、共建共管、资源共享的新型发展模式。我们一定会全方位学习省人民医院的先进管理经验、运营模式和医技水平，不断提高综合服务能力，将会大力支持省人民医院豫南分院建设发展，对省医豫南分院发展中的困难和问题，会在第一时间、不遗余力地保障和解决，让豫南分院在潢川扎根成长，蓬勃发展。

李新民说，河南省人民医院大别山分院正式揭牌，标志着固始县人民医院和省人民医院从此就是"一家人"，希望省人民医院今后在管理、技术、人才培养和科研等方面多多给予指导和帮助，推动大别山分院加快提质升级。固始县委、县政府也将不遗余力地支持河南省人民医院大别山分院发展，把医院各项工作提升到更高的层次，早日创建成为三级综合医院，切实为广大人民群众造福，为县域经济社会高质量发展增添动力。

经过公开竞聘选派，医院已经派驻执行院长越丽霞，以及脑血管、急诊、影像、消化等专业的优秀专家团队进驻豫南分院。

经过公开竞聘选派，医院已经派驻执行院长杨修义，并围绕大别山区常见病、多发病，选派了心脑血管、呼吸、中医、耳鼻喉等专业的优秀专家团队进驻大别山分院。

2021-12-17

中原急诊 ECMO 救治中心成立，"生命救治重器"全天候护航

12 月 14 日 15 时 40 分，河南省人民医院急救站调度台的电话响起一通急促的铃声。

"郑东新区黄河路与众意西路交叉口西北角有人晕倒，可能是胸口痛，请立即安排急救人员前往。"

河南省人民医院（11 号）急救站立即派出救护车出诊，伴随着救护车的警报声一场院前 ECPR（体外心肺复苏）演练正式启动。

此次演练所有参练的急救人员事先均不知情，模拟的事发现场，也是考核组直到演习开始前才临时确定，目的只有一个力求真实。

接到出诊任务后，一线值班的医生、护士、司机和急救员，整理装备迅速出发，5 分钟后便火速赶到了事发现场。

途中，急救人员详细询问患者病情，根据病情变化考虑为心跳骤停，电话指导求助人给予患者胸外心脏按压，为抢救患者争取时间。

与此同时，急救人员将患者基本情况上报指挥中心，请求 ECMO 小组立刻支援。

抵达现场后，急救人员立即对患者抢救。经过初步检查，患者无自主呼吸，颈动脉无搏动，仍然处于心跳骤停状态。

急救人员立即为患者进行心肺复苏仪上机、建立骨髓腔输液通路、气管插管、呼吸机辅助呼吸、急救药物应用、定时判断患者自主循环恢复情况。

接到出诊求助后，值班的 ECMO 小组成员从急诊抢救、急诊 ICU 病区迅速集结，携带 ECMO 等设备于 15 时 59 分出发，16 时 05 分抵达事发现场。

经过评估，患者符合 ECMO 上机指征，给予双侧腹股沟区消毒、铺巾、便携式超声引导下穿刺植入 ECMO 插管，与事先预充好的 ECMO 循环管路连接。

16 时 40 分，ECMO 顺利运转。

16 时 50 分，患者被顺利转运到河南省人民医院急救中心，团队成员迅速将患者转运至抢救间复苏室，过床、转换呼吸机、调整各仪器参数、交接病情、完善相关检查，明确病因进行下一步治疗。

演练结束后，参加演练的医务人员及时进行复盘，对出现的问题进行总结并制定改进措施。

这是急诊医学科 2021 举行的第二场院前 ECPR 演练，本次演练最大的特点就是不预设时间、地点、脚本，充分体现了突发、紧急、真实的效果。

急救人员把演练当实战配合默契、有条不紊、操作精准。同时，在逼真的环境中也暴露出了救治细节上的不足，锻炼了队伍达到了演练的效果。

为何要花费如此大精力去模拟真实的急救现场?

这是因为 ECPR（体外心肺复苏）可以使心脏骤停，患者出院生存率及神经功能恢复率显著提高，而 ECMO 能否在最短时间内成功上机，直接关系到 ECPR 能否成功开展，关系到心脏骤停患者能否恢复良好的神经功能。

12 月 1 日，省医急诊医学科正式成立中原急诊 ECMO 救治中心，这标志着将 ECMO 技术向院前急救全面延伸，急诊医学科独立开展 ECMO 技术近 3 年来不断实现突破，成功挽救了许多患者的生命。

ECMO 小组负责人杨蕾介绍说：ECMO 技术在急诊抢救中的应用越来越广泛，但把 ECMO 技术全面延伸至院前，尤其是在复杂的院外环境实施精准及时的 ECMO 上机，是全省急救领域的一项创新，也是对急救人员的巨大挑战。

如今，急救团队在出诊途中，只要判断患者发生了心脏骤停，就会立刻请求 ECMO 支援。"无论患者最后是否用到 ECMO，ECMO 团队都会全程守护在患者身边随时待命。"

"宁可备而不用，不可用而无备。"急诊医学科主任秦历杰说。

为此，科室专门成立了 ECMO 小组。为保证院前 ECMO 团队 3 分钟出诊，分布于急诊医学科不同病区的、受过专业 ECMO 技术培训的人员全天候值班，随时准备开展各种危重症患者 ECMO 救治，进一步缩短 ECMO 上机时间，提高急诊危重症患者救治成功率。

同时，科室还不定期组织各类培训和演练，不断强化急救人员 ECMO 操作的业务熟练程度和急救团队的协同配合能力。

中原急诊 ECMO 救治中心成立后，省医还将在全省急诊专业内开展 ECMO 技术的培训，向基层医院传授技术，逐步将 ECPR 技术向基层普及，以创新变革新思路为急诊医学注入生命力，推动全省乃至全国急诊急救事业发展。

2021-12-21

省医优化提升医疗服务十大举措

9 种挂号方式，5 种支付方法。"一站式"综合服务，33000 余人惠享"云"医院，46 个多学科团队群策群力……

结合党史学习教育"我为群众办实事"和《河南省提升医疗服务十大举措（2021年版）》要求，河南省人民医院全面实施提升医疗服务十大举措，从预约挂号到支付结算、从专家保障到就诊体验，着力对每一个就诊环节精心设计优化，实实在在让患者受益。

精准化的预约服务

来省医看病，可以通过 9 种方法快速预约到心仪的专家。"全程、全时、全科"，均可实现预约诊疗服务。24 小时均可预约挂号。

统一的预约挂号信息平台，与各预约渠道实时对接。"我是省医人，我愿为您服务"96195 综合调度服务平台宛如一张动听的声音名片，精准化预约诊疗让您省时省心。

多样化的支付方式

微信、支付宝、银行卡、现金、自助机……在省医，多种支付方式让就医轻松便捷。

人工窗口均已实现"全覆盖"支付方式。自助服务机已实现多途径充值。

此外，医院还为出院结算、报销的患者开通了费用"原路退回"功能，全流程更加安全可靠。

便捷化的门诊取药

为了方便群众用药，医院的急诊药房和互联智慧自助药房提供 24 小时取药服务。即使是草药房中药饮片（包括颗粒剂），也可确保 3 小时内即可完成取药。

医院还开设用药咨询处，提供专业药师用药指导服务。自动化和信息化的药房，减少了患者的等待时间。代煎、配送、自助取袋机……您想要的，都有安排。

集中化的综合服务

为了方便门诊及出入院患者，医院在门诊西区专门设置了"患者综合服务中心"。

该中心涵盖以下服务职能：提供医学诊断证明书、身份证件复印服务；提供就医咨询、指导、预约、医保、物价、异地转诊及慢性病相关政策咨询；提供病历复印、投诉反馈服务；提供预约就诊服务；提供老人的照顾服务；免费为患者寄存、雨伞、轮椅、平车、租借等服务；设立志愿者服务站。

高效化的多学科诊疗

为了给门诊疑难病、多系统疾病患者提供综合诊疗服务，满足疑难疾病集中迅速诊治的需求，医院开展了多学科诊疗服务。

借助信息平台，实现门诊多学科诊疗的精细化管理。可以实时预约、在线记录会诊意见、动态追踪质控会诊质量，精准统计开展例数等，全面构建高效会诊模式。

截至目前，46个多学科诊疗团队在门诊成熟运行。

常态化的远程医疗

医院建立覆盖广泛、高效协调的远程医疗协作网络，联通省内外130余家医院，常态化开展远程会诊、远程病理诊疗、远程心电诊断、远程影像诊断、远程超声诊断、远程教育培训、多学科会诊网络直播等远程医疗服务。

截至目前，互联网医院完成就诊人数9.1万余人次，共开展远程视频会诊33897例，远程心电会诊100273例，远程病理会诊80022例，远程影像会诊4164例，远程超声会诊182例。

简约化的用血费用报销

对于无偿献血者及其家庭成员临床用血费用，医院与采供血机构实现信息互联互通，采用"一个窗口受理、一次性告知"办理直接减免服务。在出院结算系统中，直报"患者用血"费用，并在指定区域明晰告知。截至目前，共为160名患者直免垫付金额29万余元。

便民化的病案复印

医院现已开通线下、线上多种病案复印服务渠道。

线下复印：患者出院 10 个工作日之后可在 2 号楼负一楼病案科办理病案复印。出院当天即可在 2 号楼一楼中国邮政病历复印邮寄处办理病案邮寄。

线上复印和寄送：微信公众号搜索"病案通"和"河南省医互联智慧健康服务院"，根据相应功能提示，即可完成申请。

科学化的膳食服务

医院为患者开设了"营养食堂"和"营养门诊"。通过科学膳食服务、专业营养评定和个性化膳食指导，助力患者快速康复。

洁净化的公共厕所

医院常年保持干净整洁的就诊环境，公共厕所更是如此。全院 2334 个公共厕所，基本设施一应俱全，厕纸、擦手纸、洗手液、自动感应水龙头、医疗扶手、防水防指纹银镜、感应皂液器等配置齐全，让患者方便、安心、舒心。

2021-12-23

0.01%硫酸阿托品滴眼液在河南省立眼科医院上架

12月23日，抑制青少年儿童近视的院内制剂，0.01%硫酸阿托品滴眼液在河南省立眼科医院（河南省人民医院眼科）药房上架了。

早上8时，市民何先生带着孩子凭处方在药房买到了4支0.01%硫酸阿托品滴眼液，他10岁的孩子已近视200多度。

"终于等到它了，听说这个药河南只有在河南省立眼科医院能买到，全国能买到的地方也极少，我一直等着它上架！"何先生激动地说。

在眼科药房取药处，还有不少像何先生一样充满期待排队，凭处方购买0.01%硫酸阿托品的市民。

当天中午河南卫视的《河南午间报道》进行了关注。

近年来，全球近视形势严峻，近视发病率高、进展快，国家卫健委数据显示：2020年全国儿童青少年近视率达52.7%。

0.01%硫酸阿托品滴眼液，是业内认可的安全有效抑制青少年儿童近视发展的浓度，是近视防控的重要方法，也是当今眼科医学研究的热点。

面对群众巨大的临床需求，河南省立眼科医院药物室，启动了0.01%硫酸阿托品滴眼液研究，经过缜密的院内制剂研发流程，又通过相关部门审批、检验后他们研制出了稳定合格、安全无刺激的滴眼液，于近日完成医疗机构制剂注册审批。

0.01%硫酸阿托品滴眼液，到底对近视有着怎样的作用呢？

河南省立眼科医院（河南省眼科研究所）眼科药物室主任张俊杰说：近视不可怕，但高度近视人群，不但青光眼、白内障发病率增加，还会引起视网膜变性、视网膜裂孔，严重者可导致视网膜脱离，还可造成黄斑区脉络膜视网膜萎缩，甚至致盲。

这种滴眼液不能治疗近视，也无法逆转近视，它最大的意义在于能有效延缓近视的发展。

青少年近视，一般每年度数增长100～150度，而长期使用这种滴眼液，可将年近视增长度数控制在50度左右，大大降低了发展成高度近视概率。

0.01%硫酸阿托品滴眼液是处方药，主要适合4～18岁的青少年，不适合成年人。

因为成年人的近视几乎已定型，且因个体的差异，并不是所有青少年都适合，家长不要擅自给孩子滴用，要在医生指导下使用。

2021-12-29

朱钵、高延征分别入围"中国好医生""感动中原"候选人

　　河南省人民医院两位临床专家分别入围"中国好医生　中国好护士"推荐评议活动，2021感动中原十大年度人物候选人。

　　他们是——

　　92岁依然坚守临床一线的中华医学会终身成就奖获得者、皮肤科主任医师朱钵。

　　"中国好医生"荣誉获得者脊柱脊髓外科主任高延征。

　　"中国好医生　中国好护士"推荐评议活动由中央文明办、国家卫生健康委员会联合主办，旨在发掘宣传卫生计生系统优秀医护工作者的先进典型事迹。

　　2021感动中原十大年度人物宣传推介活动是我省重点打造的"出彩河南人"系列宣传品牌之一，旨在深入挖掘我省各行各业涌现出的先进典型，树立一批自觉践行社会主义核心价值观的学习榜样。

　　朱钵，男，1929年7月生，中共党员，河南省人民医院皮肤科主任医师。92岁的他已经在工作岗位上坚守了69年。69年前，身为共产党员的他放弃组织安排的留京机会，主动申请到偏远地区开展临床工作。他整理出"四石散""复方松馏油膏"等处方，研究出十余种独特方剂，创新应用氯乙烷喷射治疗带状疱疹等多项技术，应用至今。曾获中华医学会终身成就奖、国家发明奖二等奖、全国皮肤科医师杰出贡献奖等荣誉。

　　高延征，58岁，中共党员，河南省人民医院脊柱脊髓外科主任，享受国务院政府特殊津贴。他在临床一线工作36年，为2万多名患者成功手术。他是"脊柱外科的禁区"——上颈椎疾病领域潜心钻研、勇攀高峰的先行者；是全省第一位发明颈椎钢板的"医生发明家"；有20余项国家专利，30余项科技创新和转化，以他名字拼音首字母命名的国家发明专利"GYZ"颈椎记忆压力固定器，填补了国内空白。

　　同时，他还多方筹集善款1000余万元，已用于救治家庭贫困的青少年脊柱侧弯和强直性脊柱炎患者700余人次。2019年1月开启"脊梁工程千人救助计划"，项目获共青团河南省委"八方援　助力脱贫攻坚大决战"一等奖。2021年荣获中宣部和中央文明办全国学雷锋志愿服务"四个100"最美志愿者。

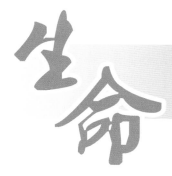

生命的暖阳

SHENGMING DE NUANYANG

第二章　省医技术

2021-01-05

男孩手指被咬掉！小心萌宠"变身"

在人们眼里，小白兔可爱又呆萌。

但不要忘了那句俗语——兔子急了也咬人。

日前，在河南省人民医院，有一位小男孩，食指末节整个被兔子咬掉。

医生还见过更多萌宠伤人的事……

男孩食指被咬断，无名指被咬伤

小男孩佳佳1岁5个月，家里养了一只可爱的小白兔，很快就成了佳佳最喜爱的宠物。

这天中午，佳佳又在逗弄兔笼里的兔子，用小手使劲儿抓它。家人对这一幕早已习以为常，并没有在意。

突然，佳佳发出撕心裂肺的哭喊。

家人急忙冲到兔笼前时，悲剧已经发生了：只见孩子的右手血肉模糊，食指末节整个被咬掉，无名指末节也几乎快要咬断。

慌乱中，佳佳的父母带上断指，火速带孩子到当地医院就诊。

当地医生一看情况严重，推荐他们立即赶往河南省人民医院手足显微外科，看是否还有再植的希望，同时帮忙联系了手足显微外科主任谢振军。

突破常规再植断指，能否成活尚需观察

长途转运前，佳佳的父母用纱布将断指包好，装在塑料袋里，外面又加上冰袋。

赶到省医手足显微外科时，离佳佳受伤已经过去了5个小时。

谢振军主任立即查看伤情。

佳佳的食指是从甲床的部位被咬断的。即使是成年人，从甲床处也很难寻找血管，更何况1岁多的佳佳手指细小，只找到了一根0.2毫米的极细血管。

而正常断指再植，需要接通5根血管，才能保证断指的成活。

眼看着佳佳已经没有手术的希望了，孩子的父母哭着强烈请求谢振军主任无论如何也要试一试，不希望孩子长大后食指少一截。

手术团队讨论后，决定用非常规的方法为佳佳断指再植，即先将断指接上，

然后将接好的手指包埋在血供丰富的手掌皮下，观察 2～3 周，看是否能够成活。

紧急手术结束后，佳佳还要做抗感染等进一步治疗。

目前，佳佳虽然还在住院观察中，但在医护人员的精心呵护下，疼痛、感染等风险控制得十分平稳，精神状态也有明显好转。

兔子伤人屡见不鲜，孩子须与宠物保持距离

管床医生赵建军说，佳佳的情况值得大家引以为鉴，因为，兔子咬伤、抓伤人的事，其实并不是个例。

就在不久前，科室还接诊了两个稍大点的孩子，一个手指被兔子咬断，一个被咬伤，患处感染发黑。

即使被兔子抓伤，也可能造成意想不到的严重后果。

有两个孩子，都因为头部被兔子抓伤，家人没在意，后来发生了真菌感染，伤处长癣、溃烂，吃了一年多抗真菌药物加上外治，才勉强恢复。

更让人意想不到的是，除了兔子，手足显微外科甚至还接诊过被宠物鳄鱼咬掉手指的患者。

赵建军提醒：很多宠物身上带有特定的病原体，对人体会产生不可估量的后果。而且，宠物自身往往具有不同程度的攻击性，饲养宠物的家庭一定要做好安全防范，尤其是有孩子的家庭，一定要教育孩子跟宠物保持一定的安全距离。

一旦被宠物咬伤抓伤，即使伤情看起来不重，也不能掉以轻心，一定要及时前往正规医疗机构就诊，做好清洗消毒、打预防针等善后工作。

2021-01-06

跌落后木棍直插眼睛，紧急救治三个意外

一场紧急救治，三次意外，跌宕的故事。

患者意外——本以为只是眼睛受伤，没想到后来竟"命悬一线"。

医生意外——原以为只是眼外伤处理，没想到后来竟需要 3 个科室的专家联合手术。

结局意外——诊疗一开始就面临被患者投诉的压力，没想到后来竟收到了真挚的锦旗感谢。

近日，在工地上班的王先生一不留神，突然从高处跌落。一根木棍直插入离眼睛近在咫尺的内眦部！

一场充满意外的紧急救援开始了。

多亏这一次的坚持

工地意外受伤后，王先生赶忙前往当地卫生所。

由于受伤部位离眼睛实在太近、处理难度太大，在进行简单的清创和包扎后，卫生所医生建议他立刻前往省级医院作进一步治疗。

当日下午 5 点，王先生和家人经过 3 个多小时的奔波，终于赶到河南省立眼科医院，急匆匆走进了眼底门诊主治医生张贤亮的诊室。

"患者头部和面部被纱布包扎得严严实实，大量出血已经将纱布浸湿，头部、额部伤口外露，眼睑肿胀，在临近眼睛的内眦部，能看到一根木棍折断的一端正插在肉里。"张贤亮清晰记得为患者查体时的场景。

此时的王先生已出现严重的头晕、头痛、恶心等症状，还伴有严重呕吐，几乎无法动弹。

治疗刻不容缓。

然而，就在此时，张贤亮的一个诊断，却让患者和家属误会了。

原来，详细查体后，张贤亮预感到，患者伤情很可能比目测的情况更加复杂、严峻。

表面看来当务之急是要对患者的眼外伤进行处理。

但由于患者是多发伤、复合伤，且插入的木棍只能看到折断的一端，究竟有多长、是否造成了更深的损伤，都完全无法确定，此时如果贸然打开纱布处理，有可能出现难以估量的严重情况。

因此，张贤亮建议患者立刻前往急诊进一步检查，彻底查清伤情的"全貌"，同步组织专家会诊。

但王先生和家属不愿意了，理由也很充分：长途奔波好不容易到了眼科，现在却不给我们立刻处理，还让我们再去做检查？

救治不能耽误。

张贤亮一边想方设法劝导患者，一边连忙给急诊联系，终于说服了王先生前往急诊检查。

正是因为这次坚持，避免了不可逆转的严重后果。

3 个科室专家团队强强联手

急诊立刻对王先生行头部 CT 检查，只有这样，才有可能完全搞清楚伤情的严重程度。

同时，急诊医护人员对王先生的头部伤口进行了精心缝合。很快，王先生的住院手续也顺利办理完毕。

CT 检查结果出来了，情况让人倒吸一口凉气：扎入木棍的长度远超过目测，木棍从王先生内眦扎入，挫伤眼球，损伤了视神经（视力只有光感），并且经过上颌窦直达腮腺。

参加会诊的眼科副主任医师柴昌判断，患者伤情严重，必须尽快手术，这不仅需要眼科，还需要急诊 ICU、口腔科多个科室协力治疗。

"没想到这么严重，幸亏听了医生的话，没有贸然拆纱布处理，谢谢你们……"看到检查结果，王先生和家属完全理解了医生的"苦心"。

会诊商讨、制订预案、安排手术，所有流程紧张有序地展开。

眼外伤中心主任陈红玲、眼科副主任医师柴昌、主治医师张贤亮、耳鼻喉科副主任医师史凌改、口腔颌面外科主治医师蔺栋鹏等会诊商讨后判断：患者病情复杂，不排除伤及大动脉的可能，术中出血可能会较多，建议急查磁共振血管造影 MRA，同步准备多学科联合手术。

急诊 ICU 主治医师王骄阳帮助王先生快速转入，各项手术准备很快就绪。

手术中，眼科、口腔科、耳鼻喉科 3 个科室的专家强强联手、密切配合，清创伤口、从眼眶完整取出木棍、伤口消毒、口腔内引流……各项操作均顺利完成。

取出的木棍竟长达 15 厘米。

王先生随即转入眼外伤中心接受抗炎等一系列后续治疗，病情平稳，很快顺利出院。

为表达心意，王先生和家属专程送来锦旗，交给了张贤亮大夫并连声道谢。

意外频发的紧急救治一波三折，情理之中的健康守护始终都在。

2021-01-13

一吃饭就加重的怪病

怕吃饭，一吃饭病情就加重？

这什么毛病？

刘先生有很长一段时间不愿意外出吃饭了。年过五旬的他，开始对"吃饭"这件事感到痛苦。

一年前，他莫名出现了无法控制的眨眼、睁眼困难、颈部前倾，下颌向内收等症状，尤其在吃饭时，上述症状明显加重。

一年来，刘先生的家人带他辗转多家医院治疗，怀疑过帕金森等疾病，但治疗效果均不好，各种不适严重困扰了他的正常生活。

近日，经人介绍，他找到了河南省人民医院神经免疫性疾病亚专科主任黄月就诊。经过详细询问病史和检查，黄月耐心给患者和家属分析了病情，找到了真正的"元凶"。

会不会是帕金森病？

帕金森病主要以静止性震颤、肌张力增高、运动迟缓、姿势平衡障碍四大症状为主要表现。

通过观察刘先生肢体运动情况并结合全面的神经系统检查，黄月发现患者并没有动作变慢、肌张力增高、肢体抖动等情况，因此排除了帕金森病。

难道是"舞蹈症"？

"舞蹈症"多见于儿童和青少年，包括小舞蹈症和遗传性进行性舞蹈症。

前者是风湿热在神经系统的表现；后者是一种常染色体显性遗传病。

虽然舞蹈症也会表现为面部、肢体不自主运动，但是刘先生没有链球菌感染的病史以及舞蹈症的家族史，而且其不自主运动的特征也与舞蹈症有显著差异。

明确诊断：多灶型肌张力障碍

黄月判断，患者不自主眨眼、睁眼困难、口下颌不自主运动，这其实是典型的 Meige 综合征表现；颈部前倾、下颌内收是痉挛性斜颈的一种表现。

经过评估，该患者同时存在额肌、眼轮匝肌、鼻肌、胸锁乳突肌等多组肌群受累，吃饭时上述症状加重，可能与任务特异性相关，因此最终诊断为——多灶型肌张力障碍。

随后，黄月根据患者情况，为他制定了详尽的 A 型肉毒毒素注射治疗方案，在多名医护人员的配合下，对患者眼周、鼻部、口周、颈部等多部位进行注射治疗。

据刘先生反馈，经过治疗，现在肌肉痉挛的症状明显好转，尤其是吃饭时再也不像以前那样下巴几乎贴到颈部，避免了饭菜汤汁都要洒到衣服上等尴尬。

肌张力障碍的各种"表现"

在黄月的印象里，肌张力障碍的表现堪称"千奇百怪"，曾经有一位中年女性患者，常常莫名地睁眼困难，无奈之下自己做了一副菱形铁丝框"眼镜"支撑着眼皮。

然而，每当她高歌一曲《东方红》时双眼立马睁开，效果十分"神奇"。

还有一位女性患者，同样存在眼睑痉挛，双眼睁眼困难，而每当用两个手指轻触紧锁眉头时，眉头马上舒展开，双眼也自然睁开。

黄月解释，造成上述"怪事"的主要原因在于：肌张力障碍的患者可以通过某些活动或某一特定部位的触摸缓解症状，这种现象被称为"感觉诡计"。

但长此以往，这种"感觉诡计"也可能失灵，而 A 型肉毒毒素注射治疗对于局灶型、节段型和多灶型肌张力障碍患者的长期缓解安全有效。

肌张力障碍"无处不在"

黄月提醒，肌张力障碍是一种间歇或持续性肌肉痉挛性收缩导致的重复异常运动、姿势异常或两者均有的运动障碍疾病。

一名 40 岁的教师患有痉挛性斜颈 2 月余，颈背部多组肌群运动平衡和协调障碍使她头颈部前倾并左侧扭转，姿势异常和颈背部肌肉酸痛，严重影响了她的正常生活和工作。

针对元凶"肌张力障碍"，经行 A 型肉毒毒素注射治疗后恢复良好，顺利重返工作岗位。

一位口下颌肌张力障碍的孕期妈妈，因咬肌持续痉挛导致牙齿脱落和下颌骨骨折；一名退休工人，一躺在床上，脚趾就不自主背屈、抽动，简直无法入睡……

临床中表现各异，困扰患者正常生活的肌张力障碍，均可以通过注射 A 型肉毒毒素等手段缓解症状，通过专业治疗使患者恢复正常生活。

2021-01-14

左脚发黑"溃烂"要截肢？

为了一名 72 岁的患者还能正常走路，一个医疗团队在人体上"搭桥建路，引流入微"，成功保住患者腿部，避免了截肢。

近日，河南省人民医院手足显微外科团队将全省领先的显微外科技术应用于糖尿病患者的下肢动脉搭桥术中，成功为一名 72 岁下肢血管栓塞糖尿病足患者开辟血运新通道，避免了截肢。

王老太太今年 72 岁，是一位"老糖友"。

2021 年上半年，王老太太因下肢小腿动脉闭塞缺血致左脚多个足趾出现发黑溃烂，还时常走路无力，夜间疼痛难以入睡。

行截趾术后，伤口一直不愈合，每天钻心的疼痛让王老太太痛不欲生，普通的止痛药对她来说没有任何作用。

她经常向医生抱怨，为什么不能安乐死，让她年纪一大把还要承受这种痛苦，她的子女们也因此承受着巨大的精神压力。

河南省人民医院手足显微外科主任谢振军，主治医师赵建军、白辉凯医师详细研究分析病情，复查下肢 CTA 发现：患者左下肢曾经通畅的动脉有一部分再次闭塞，这是糖尿病患者的常见并发症。

动脉的闭塞导致下肢的生命线被阻断，足趾因缺血导致坏死，而那剧烈难忍的疼痛也是因缺血导致的。

谢振军说，王老太太下肢血管闭塞位置较高，小腿及足部血运不通畅，目前只截除了坏死的足趾部分，伤口处血液循环差很难愈合，根据 CTA 检查结果截肢平面选择在膝关节以上伤口才能正常愈合。

但是如果采取此治疗方案，患者将失去一条腿，永远丧失独立行走的能力，这对老人是沉重的打击。

面对这种情况，谢振军团队反复讨论治疗方案，邀请多学科专家会诊，最终决定采用目前先进的显微外科血管吻合技术——为老太太的脚重新开辟一条血管通路，将血液直接输送至脚部，保障充足的血液供应，促进伤口的愈合。

谢振军介绍，糖尿病足主要是膝下中、小动脉病变导致足缺血坏死，能否实现足部血运重建是其治愈的关键，但是由于足踝部血管细小，传统搭桥术在治疗膝上血管病变上的优势难以实现，中远期通畅率低，疗效差，治疗费用高，给患者造成沉重的负担。

显微血管吻合技术对细小血管的吻合有准确、精细、通畅率极高等优点，特别是针对管径在 3 毫米以下的膝下中、小动脉病变，管径在 1.5 毫米以下的足踝部小动脉病变，更是突破了治疗禁区。

在王老太太的这次手术中，首先选取患者合适的自体静脉血管，切取后移植替代闭塞段动脉血管，分别于大腿及足部动脉做吻合，将血液直接传送至足部重建足部血运；其次重新清创修复足远端未愈合创面。

术后，王老太太的左足疼痛明显减轻直至完全消失，再也不用靠止痛药入睡，冰凉的脚也变温暖了。再次复查下肢 CTA，可见移植的动脉就像一条珍贵的生命线，直接向足部小动脉输送血液。足部有了良好的动脉供血，创面也顺利愈合。

王老太太终于可以像以前一样自由活动了。

回家后，王老太还给医生发来康复视频，感谢医生为她保住了腿、消除了病痛、恢复了正常的生活。

随着显微外科技术在糖尿病足治疗中的运用，其将糖尿病足的治疗带入更为微观的世界，由此出现了很多新的术式，也衍生出很多新理念。河南省人民医院手足显微外科率先将其运用于糖尿病下肢动脉搭桥术中，明显降低了糖尿病足患者的截肢率和致残率，提高了患者生活质量和生存率。

2021-01-18

不孕不育、出生缺陷，生宝宝还能更难不？

看起来一切正常的夫妇，怀孕妈妈后却反复发生流产。

做染色体检测后发现，原来丈夫的染色体异常，自然生出健康宝宝的概率相当低。

他们还能一圆父母梦吗？

来看看生殖医学专家的支招。

生子难竟缘于染色体异常

拿到染色体检测报告单时，看到上面盖着建议"遗传咨询"的红章，李先生并不太在意。

他随意进了一个诊室，跟医生简述了自己的情况。结果，医师严肃地告诉他，这种情况需要夫妻双方同时去遗传咨询门诊就诊。

随后，他和爱人来到了河南省生殖医院（河南省人民医院生殖中心）的生殖遗传咨询门诊，接诊的王莉娜医生拿着报告单给他们做了详细讲解。

听了讲解后，夫妇二人明白，李先生的染色体出现了问题，是平衡易位携带者，妻子怀孕后流产率很高，最好选择 PGT 技术来助孕。

PGT 技术是胚胎植入前遗传学检测的英文缩写，也是俗称的"三代试管婴儿"。

从生殖遗传门诊出来李先生夫妇有些沮丧，尤其对医生口中提到的"平衡易位"十分迷惑："我们夫妇看着好好的，为啥染色体会出问题，而且会生孩子困难呢？"

反复流产夫妇先查染色体

遗传听起来特别高大上，医生有时会讲一些专业术语，但其实从大自然到人类，存在非常多的遗传现象，并且已经深入我们生活的点点滴滴。

比如我们长得像爸爸还是像妈妈，容不容易近视，能不能分清楚红黄蓝，老了会不会得高血压糖尿病等，都有遗传因素在里面。

曾有专家开玩笑地说，"除了外伤和中毒，其他的病都与遗传有关系"，更何况生孩子这样的大事。

人类传宗接代就是遗传的直接体现，所以染色体或基因异常也会导致不孕不育或出生缺陷。

生殖医院人工授精和分子诊断亚专科主任、PGT 负责人、副主任医师殷宝莉介绍：平衡易位是一种染色体结构异常，指一条染色体的某一片段转移到同一条或另一条染色体上，导致染色体片段的异常重排。

这是临床较为常见的染色体结构异常，在新生儿中发病率约 0.2%，对于成年人来说容易导致反复流产而不孕不育。

如果是平衡易位，理论上李先生生育一个健康孩子的概率为（1 ~ 2）/18。

如果孩子也是平衡易位的携带者，将来在生育的时候有可能会面临同样的生育风险。

如果是平衡易位中的特殊情况罗氏易位，出生健康孩子的概率约 1/3。若怀上染色体异常的孩子，往往还会导致自然流产。

平衡的染色体易位患者一般没有明显的疾病表型，称为"易位携带者"，但常常存在生殖障碍，携带者成年后易出现不孕、不育、早期流产等情况。

敲黑板划重点：对于反复流产的夫妇，建议双方都进行染色体检测。染色体异常不分男女，夫妇二人皆有可能。

"三代试管婴儿"技术挑出正常胚胎

对于染色体结构异常的患者，在试管婴儿助孕时，省医生殖医学中心会建议采用 PGT 技术对胚胎进行筛选。移植的时候挑选可利用的胚胎植入宫腔。

但大多数患者对 PGT 缺乏了解，在助孕过程中疑虑重重，在此简单介绍下 PGT 的流程。

首先，采用 PGT 技术助孕，需要进行常规试管婴儿的前期操作，包括促排卵、取卵、卵子受精、胚胎培养。

然后，在胚胎形成囊胚后，对囊胚的滋养外胚层细胞进行取样，提取细胞的 DNA 进行全基因组测序。

待检测结果出来后，生殖中心就可以挑选可利用的胚胎移入宫腔中。

PGT 技术在孕前阶段就杜绝了 X- 连锁隐性遗传病、染色体病和基因病患儿的妊娠，最大程度避免人工流产终止异常妊娠带来的痛苦。

这样一来，不仅有效减少了遗传病在人群中的遗传负荷，同时也是防治遗传病的重要手段。

所以，看到自己的染色体检测报告出现异常不可怕，病急乱投医才可怕。

2021-01-19

砰！砰！砰！耳鸣声竟跟心跳一个节奏

砰！砰！砰！

这不是心跳声，而是蔡女士耳朵里时刻不停的耳鸣声。

有节奏的耳鸣声

24 岁的蔡女士有着一次奇特的患病经历。

半年前，她的右耳突然开始出现耳鸣。

这种耳鸣声有点特别——不是刮风声，也不是蝉鸣声，而是不停歇的、有节奏的砰砰声。

蔡女士欲哭无泪。就因为这时刻不停的耳鸣，弄得她心烦意乱、焦虑不安，她甚至一度感觉右耳已经失聪了。

在始终不见好转的情况下，蔡女士来到了河南省人民医院。

经过耳鼻咽喉头颈外科耳科亚专科主任、主任医师刘军的提示，蔡女士突然反应过来，这砰砰砰的耳鸣声竟跟自己的心跳一个节奏。

而当医生按压蔡女士的颈动脉时，她的耳鸣声竟然停了。

相关检查排除了动静脉瘘等情况后，刘军和副主任医师史凌改发现，患者的 CT 结果上清晰可见，其右侧乙状窦骨质前壁部分缺失。

这究竟是什么病？

缺失的"隔音墙"

原来，蔡女士所患的是耳鸣的一种，血管搏动性耳鸣。

这种病的特点就是耳鸣声有节奏感，与心跳一致。部分患者用手按压颈动脉时，耳鸣声会短暂性消失。

"此患者是由于乙状窦骨质缺失导致发病。"史凌改解释，乙状窦起到耳朵与大脑之间的"隔音墙"的作用。当这堵"隔音墙"缺失时，大脑里的血管随着心跳而搏动的声音就会传到耳朵里，有节奏的耳鸣声就会一直存在。

幸运的是血管搏动性耳鸣可以手术治疗。

血管搏动性耳鸣发病的原因是由于乙状窦骨质缺失或变薄。因此手术的目的就是将缺失的"墙壁"补上。

经过认真筹备，刘军带领史凌改等手术团队为蔡女士开展了显微镜下乙状窦疝修补术，成功修补了患者缺失的乙状窦骨质。

术后，蔡女士马上感觉到，持续很久的耳鸣声不见了。

与蔡女士情况相同的还有 52 岁的赵先生。

从很久以前出现耳鸣开始，赵先生过了一段宛若噩梦的日子。

左耳里终日不停地发出咚、咚、咚的声音，每当一运动，耳鸣声就会加重、频率加快，但始终有节奏。

为此，他四处求医，奈何耳鸣难治，这条求医路一走就是 10 年之久。

在河南省人民医院，赵先生才知道自己的耳鸣是血管搏动性耳鸣。

"引起耳鸣的原因有很多，但因耳鸣相对难治，很多患者就医无果，终日被折磨到焦虑、烦躁甚至抑郁。"刘军提醒，随着医疗技术的不断发展，诸如血管搏动性耳鸣是可以手术治疗的，所以当莫名出现持续性耳鸣时，一定要前往正规医院检查，不要因为耳鸣难治就放弃就医。

2021-01-25

少女月经迟迟不来，一查连连意外

少女月经迟迟不来却牵出一个又一个惊人的检查结果：少女体内竟然长着巨大恶性肿瘤，不仅如此，她竟是"男儿身"。

17 岁少女月经迟迟不来

"孩子啥都好，就是这么大了，例假一直不来。"在河南省人民医院妇科诊室内，王女士焦急地向妇科副主任医师李睿说明来意。

她的女儿娟娟（化名）已经 17 岁了，可至今未来月经。

之前因为学习紧张，一直未引起重视，直到几天前，她才带着孩子在当地医院就诊，做完彩超后，医生告知他们：情况十分复杂，建议赶紧去省级医院看看。

"盆腔巨大占位，未见子宫附件。"当地彩超报告单上简单的十几个字却让李睿陷入了沉思。报告所指的每一项，都提示着病情并不简单。

李睿给孩子进行详细的查体，发现了关键之处。

通过腹部触诊和肛门指检，触摸到一个硬硬的大包块，检查发现其活动度极差，大包块与周围的脏器黏连紧密，且性质尚未明确。

第二性征检查与李睿的初步判断一致：17 岁的娟娟有点婴儿肥，体格健壮，身高足有一米七，可她的外阴发育程度犹如幼女；乳房有增大，但是明显发育不良，与这个年纪的孩子完全不同。

娟娟可能存在性发育异常。

少女竟是"男儿身"

娟娟入院后，完善了相关检查，由于病情特殊，她的检查结果牵动着科室医护人员的心。

肿瘤标志物检查显示，HCG 升高，肿瘤标志物 CA153 升高，AFP 正常：盆腹腔磁共振提示盆腔包块压迫患者双侧输尿管，造成了双肾积水、双输尿管扩张，大包块是恶性肿瘤的可能性较大。

另外，性激素显示雌激素、孕激素、雄激素低，促卵泡生成素、黄体生成素远远高于常人，遍寻相关检查结果，竟然找不到子宫和卵巢的"踪迹"。

妇产科学科主任、主任医师王悦，主任医师张菊新，妇科副主任、主任医师魏利，主任医师李雅丽、陈小辉、王瑜，副主任医师李睿、罗穗豫等专家团队组成"强大阵容"，通过开展病例讨论，专家团队一致认为：患者盆腔内肿瘤巨大，生长迅速，恶性肿瘤的可能性较大，当务之急应先切除肿瘤。

另外，种种检查结果皆指向患者有可能是"46，XY单纯性腺发育不全（又称swyer综合征）"，也就是说患者有可能是"男儿身"，应进行染色体检查确诊。

专家团队分组为患者进行了染色体检查和术前准备。

结果出来了。果然，娟娟的染色体是"46，XY型"，也就是说，严格意义上来讲，娟娟是"须眉"而非"巾帼"，该病是十分罕见的"46，XY单纯性腺发育不全"。

而另一边，由于娟娟的病情特殊且复杂，妇科、影像科、遗传研究所、病理科、泌尿外科、胃肠外科、输血科、麻醉与围术期医学科、心理医学科等多学科团队在术前进行了联合会诊，商讨并制定了详细的手术方案、急救预案以及术后心理辅导方案。

手术当天，李雅丽、李睿，胃肠外科副主任医师宋玉成，泌尿外科主任医师石红林，麻醉与围术期医学科副主任、主任医师辛维政等多学科专家严阵以待。

术中，随着腹腔打开，专家团队看到盆腔左右各有一个形态不规则的实性肿瘤，两颗肿瘤呈分叶状与腹膜及盆底、肠管致密黏连。

各专家轮番上阵，对肿瘤进行了精细而准确的分离、切除……时间一分一秒地流逝。

经过6个多小时的努力，专家团队顺利完成手术，不仅切除了盆腔巨大肿瘤，还顺利为患者完成了输尿管、膀胱再植术。

在妇科二病区护士长冯宪凌等护理团队的精心护理下，娟娟术后恢复良好。

病理检查结果显示，娟娟体内的肿瘤为无性细胞瘤，即一种中度恶性的生殖细胞肿瘤。因此，娟娟还需要按照医生的治疗计划，进一步接受放化疗治疗。

此外，李雅丽医师团队还专门为娟娟预约了心理医学科专家，为娟娟和父母进行了专业心理咨询和辅导。

什么是"46，XY单纯性腺发育不全"？

李睿解释，"46，XY单纯性腺发育不全"非常罕见，发病率为1/10万～1/5万，发病机制尚不明确。

患者存在染色体的数目和结构异常。患者最初的胚胎性别其实是男性，但由于性染色体基因（46，XY）突变，导致睾丸不发育，不分泌睾酮和副中肾管抑制因子，中肾管退化不再发育为男性生殖器，而副中肾管因为没有被抑制，而发育为女性生殖系统。

正常情况下，男女的生殖系统首先由 XY 性染色体决定，经历儿童期、青春期、成熟期，最终才发育成熟。

46，XY 单纯性腺发育不全患者的生殖系统事实上是由胚胎发育初期异常的睾丸决定。

尽管患者外表呈女性，体内也有女性生殖系统，但由于体内性腺发育不良，有可能造成以下病症特征：卵巢不能生长和发育，呈条索状纤维组织；无原始卵泡，也没有卵子，缺乏女性激素；原发性闭经，即女性年满 16 岁虽有第二性征发育，但无月经；或年满 14 岁无月经且无第二性征发育；第二性征不发育，例如在青春期无月经来潮，外阴幼稚，有男性化特征，例如阴蒂肥大、乳房或乳头未发育。

46，XY 单纯性腺发育不全是性发育异常中肿瘤发生风险最高的一种疾病，该病 30% ～ 60% 发生生殖细胞肿瘤。

专家建议，如一经诊断"46，XY 单纯性腺发育不全"，应尽快行预防性性腺切除术。

"患者正是因为发现该病较晚，导致性腺发生了恶变。"李睿提醒——46，XY 单纯性腺发育不全者呈女性表型，通常身材正常或高大，临床表现主要为闭经、第二性征发育差、外生殖器幼稚。如患者步入青春期后，出现性征发育落后以及原发性闭经，应及时引起重视并前往医院咨询和就诊。

如何预防？

王悦提醒——46，XY 单纯性腺发育不全患者多因原发性及继发性闭经就诊，其初诊确诊率较低，易延误疾病治疗。因此，临床上对于闭经患者因重视染色体检查，尽可能避免漏诊。

此外，该疾病肿瘤发生率高，建议确诊患者尽早行性腺切除术，术后可考虑人工周期治疗改善并维持第二性征。

预防措施：避免近亲结婚，在医生的专业指导下重视基因检测、产前诊断、孕前医学检测和保健等，有效排除染色体异常等潜在风险。

通过孕期筛查和产前诊断，及时识别胎儿严重先天缺陷，确保早发现、早干预。

开展及时有效的遗传咨询很有必要，既要明确告知患者性腺肿瘤发生的风险和性腺及早切除的必要性，也应对患者和家属提供相应的心理辅导和支持，给予其人文关怀。

2021-01-26

突发心梗、呼吸心跳骤停！为大脑降温 4℃处理

在河南省人民医院急诊科一项新技术悄然登场，它能在体温不变的情况下将大脑局部温度降至安全值……

人工心肺、Duoflo 大脑复苏"双管齐下"

心梗是最要命的疾病之一。

一旦遭遇心梗，抢救成功率相当低；即使呼吸心跳恢复，脑部缺血缺氧受到的损伤也往往不可逆转。

71 岁的葛老先生，不幸在凌晨发生了心梗。

那是 1 月 5 日凌晨三四点左右，老先生突然心慌大汗，言语不流利，被 120 紧急送到河南省人民医院。

急诊科医护人员刚把葛老先生抬下救护车，他就发生了呼吸心跳骤停！

在急诊抢救间，医护人员立刻为葛老先生进行了心肺复苏、气管插管、呼吸机辅助呼吸等一系列抢救措施。15 分钟后，老先生的呼吸心跳短暂恢复，但无法维持。

眼看情况危急，急诊科 ECMO 团队紧急床旁行经皮 VA-ECMO 置入术，并在 ECMO 保驾下，转运至导管室行经皮冠状动脉造影术。

冠脉造影结果显示，葛老先生的心血管重度狭窄。

急诊 ECMO 团队考虑葛大爷患急性心梗、心源性休克，行心肺复苏虽及时有效，但仍不可避免地出现了一定程度的脑缺血缺氧损伤，处于昏迷状态。

为了及时让老先生的大脑"止损"，急诊 ECMO 团队为葛老先生实施了深低温选择性脑保护 Duoflo 治疗，不仅名称颇为科幻，而且能尽可能减少大脑神经系统损害。

在体温不变的情况下，葛老先生脑部的温度以每小时 0.5℃的温度下降，逐渐从 36℃降到 32℃以下。

护士则需要每小时进行激活全血凝固时间（ACT）监测，及时调整药物速度，密切观察患者瞳孔的变化。

在低温维持 24 小时后，对葛老先生进行复温。

经过急诊 ICU 团队精心治疗和护理后，葛老先生生命体征稳定，ECMO 也实现撤机拔管，并顺利康复出院。

血液体外冷却后被重新注入脑部

心肺复苏之所以是世界性难题，难点就在于患者自主循环的恢复和脑复苏。

目标体温管理是重症患者体温管理中的重要部分，对因基础疾病或创伤而容易发生脑功能受损的患者尤为重要。

治疗性低体温需要在患者入院数小时内快速启用， 并在自主循环恢复后维持 24 小时。

深低温选择性脑保护 Duoflo 治疗是一种临床新技术，Duoflo 双导管套组能够将血流引至体外处理（降温、加温、添加药物），再重新注入体内特定器官或区域，精准迅速，避免全身系统效应。

具体操作时，Duoflo 双导管套组从股动脉进入，沿着血管到达主动脉，外管将血液引至体外，运用体外循环机和体外循环水箱冷却后，内管延伸至颈动脉，将体外传回的低温血流注入脑部，由此安全迅速地将脑部降温。

本次为葛老先生成功实施深低温选择性脑保护 Duoflo 治疗，为全省急诊抢救中的首次应用。

今后，心梗、卒中等患者也可以通过这种新技术减轻大脑神经系统所受到的损害。

多种先进急救技能，助力跑赢死神

近年来，河南省人民医院急诊科不断强化气管插管、骨髓腔穿刺、ECMO 等先进急救技能的培训。

去年一年，共开展体外心肺复苏技术（ECPR）15 例，其中，有 3 例患者在 ECMO 支持下进行了长途转运。

不久前，64 岁的贺先生在凌晨 2 点突发心梗，刚被送进省医急诊抢救间就出现意识丧失、心跳停止。

经过心肺复苏后，贺先生心跳恢复，呼吸机辅助呼吸，但血压不稳定，需要双重升压药维持。

急救人员给予了床旁经皮 VA-ECMO 辅助治疗。

5 天的治疗后，经历生死劫的贺先生顺利撤除 ECMO，神志转清，脱离呼吸机，并拔除气管插管，转到普通病房。

救死扶伤争分夺秒，应对危急全力以赴。

有了多种先进急救技能的"加持"，捍卫生命的路上，急诊团队更能跑赢死神。

2021-01-27

宝宝出生仅5天，"人机合一"挽救重度肾积水

手术室里，无影灯下，一场前所未有的挑战，即将到来。

面临挑战的人极为特殊，既有河南省人民医院多学科团队，还有一名出生仅5天的宝宝。

挑战的内容更让人揪心，这是一个事关生命的两难抉择：一方面，宝宝刚出生，却患重度肾积水，只有及时手术，才能转危为安；另一方面，宝宝实在太小，行传统腔镜手术十分困难，手术视野、操作空间等条件都不够理想。

关键时刻，省医多学科团队"重装上阵"，在充分发挥专家技术合力的同时，大胆启用先进的达芬奇机器人辅助手术操作，"人机合一"，迎接挑战。

1月18日，河南省人民医院小儿外科、麻醉与围术期医学科、手术室等多学科团队，对出生仅5天的重度肾积水婴儿成功实施达芬奇机器人肾盂成型术，在华中地区尚属首例。

危急，积水占据腹腔一半

几天前，徐女士（化名）满怀忐忑，带着刚出生的宝宝从外地匆匆赶到河南省人民医院求助。

因为，在孕期7个月时，她在当地医院查出腹中胎儿患有重度肾积水，孩子出生后，情况更加危急。

"入院时宝宝出生仅1天，但影像检查却发现其左肾极重度扩张，积水占满半个腹腔，已突破中线。如不能及时手术，很可能对肾脏造成不可逆转的严重损伤，尤其当宝宝哭闹或剧烈活动时，可能会导致肾脏破裂、出血，甚至危及生命。"小儿外科副主任医师王晓晖说。

宝宝刚出生1天，身体本就脆弱，病情更容不得半点耽误，小儿外科、麻醉与围术期医学科等立刻组织专家会诊。

手术方案的确定至关重要，但刚出生的宝宝身体实在太小，传统腔镜治疗虽然微创，但观察视野、操作空间都严重受限，哪怕极微小的操作，也容不得半点失误，手术成功率很难评估。

如何既能在极小的空间中灵活操作，又能确保达到足够的稳定、精准和安全呢？

对于主刀医生而言，堪称极限挑战，但对于一位特殊的"医生"来说，这正是它最擅长的"独门绝技"。

它就是——达芬奇手术机器人。

从外形上看，达芬奇手术机器人"身材魁梧"，多条"孔武有力"的机械臂分列身体两侧，指示灯"目光冷峻"。但其实，它特别适合为小孩子，甚至婴儿进行常人难以企及的精密手术。

因为，它的机械手臂极为灵巧，完全可做到无死角旋转，稳定性和精准度都非常高。

此外它还集成有医生远程控制台和高清动态成像系统，尤其擅长复杂情况下的微创手术。

"人机合一"大显身手

手术中，小儿外科副主任医师王晓晖主刀，主治医师高建辅助，麻醉与围术期医学科主任医师辛维政、主治医师侯艳华，手术室尹红梅护士长、陈丹丹主管护师、阎彦华护师等多学科专家团队通力配合、精细操作，全力攻克了一个又一个"难关"。

面对宝宝极为纤细的血管，静脉穿刺一针成功；宝宝输尿管直径不到3毫米，在达芬奇机器人的精巧辅助下，仅用3个8毫米通道，顺利切除梗阻部位，稳步完成一系列精细缝合。

"患儿刚出生5天，术中血压和心率的微小波动都必须格外重视，稍有不慎就可能危及生命，手术麻醉风险不容小觑。因此，我们将精准麻醉管理贯穿手术全过程，为患儿提供了坚实而周密的安全保障。"省医麻醉与围术期医学科主任张加强说。

经过2小时的达芬奇机器人肾盂成型术，出生仅5天的重度肾积水宝宝得到了很好的救治。

从重症监护室转到普通病房后，宝宝很快就能正常喝水、吃奶，呼吸、尿量等各项指标均正常平稳。

1月26日，在反复详细评估后，宝宝顺利出院，徐女士和家人向参与救治的医护人员再三表示感谢。

2021-01-28

2 个月的婴儿"黑眼珠"大而明亮，真相需要警惕

拥有一双大而明亮的眼睛，是很多家人对孩子的希冀。

可是，当孩子"黑眼珠"明显变大时，却一定要提高警惕——先天性"青光眼"。

近日，河南省立眼科医院（河南省人民医院眼科）青光眼中心、麻醉与围术期医学科联合，成功开展了 2 ～ 4 个月超低龄婴儿先天性青光眼 360 度小梁切开术。

手术顺利，术后效果佳。

为这么小的孩子做先天性青光眼手术，在全省乃至全国首开先河。

小婴儿眼睛，突然变大、黑眼珠"起雾"

1 周前，青光眼中心门诊，出现了两对焦虑的父母。

他们怀抱中的孩子，一个 4 个月大，一个仅有 2 个月。

他们着急地询问："大夫，我家宝宝眼睛突然变大了，黑眼珠还有一层雾一样，变白了。"

"医生，我家宝宝怎么突然左眼比右眼大，还怕光、流泪？"

副主任医师李海军一边安慰他们，一边给孩子做了检查：眼压 30 毫米汞柱、角膜水肿、Haab 纹（角膜后弹力层破裂表现）、眼球扩张……

李海军认为，这两个孩子都是先天性青光眼。

一听是青光眼，家长立刻紧张起来。

"危害大吗？能治吗？怎么治呢……"

"有办法，不过要取决于眼球的发育程度、诊疗的及时性。况且，对于超低龄婴儿，术中麻醉也是大问题。但是您放心，我们会尽全力救治孩子。"

手术"减压"后眼睛恢复清亮

眼科、麻醉与围术期医学科等科室协同会诊后认为，2 名患儿可在全麻下行手术治疗。

手术当天，医护密切协同，麻醉医师杜献慧全程护航下，李海军团队准确植入微型导管，成功完成了 360 度房角切开，操作一气呵成。

第 2 天拆开纱布后，家长们惊喜地发现，宝宝的眼睛变亮了，黑眼珠大小恢复了正常。

李海军解释，孩子的眼球之所以变大，是由于青光眼导致眼内压力增大、眼球扩张，就像用力吹气球，气球会变大一样。

黑眼珠"起雾"是由于角膜后弹力层破裂，房水流进角膜，导致眼睛红肿、黑眼珠发白。

全周小梁切开手术旨在通过房水引流的重要通道——施勒姆（Schlemm）管腔，行全周小梁切开，从而降低眼压，恢复自身小梁网房水流出通路功能，避免了青光眼传统滤过性手术风险及并发症。

手术通过一个微型导管，准确定位 Schlemm 管的位置，并进行全周的小梁网切开，切开范围大，位置确切，保证了手术效果。

经国内外临床研究证实，360 度全周小梁切开手术治疗先天性青光眼成功率达 75% ~ 90%，是先天性青光眼的有效治疗方式之一。

患儿越早发病，眼球障碍越多。

6 个月以下婴儿的手术难度极大，对管腔的精准识别要求高，不可预测性因素较多。

尤其 3 个月以下月龄的患儿，国内尚未见到有相关报道。

孩子出现以下症状，家长要高度警惕

先天性青光眼常发生于婴幼儿期乃至儿童期，流行病学报告其发病率为 1 :（5000 ~ 10000）；64% ~ 85% 为双眼。

畏光、流泪和眼睑痉挛，以及眼球的扩张、角膜雾状改变，是婴幼儿期青光眼的重要特征。

然而遗憾的是，患儿家长对婴幼儿期眼球增大的危害性缺乏认识，误将婴幼儿期的大眼球视为美的表现，以致错过对婴幼儿期青光眼早期诊治时机。

延误诊疗，持续性高眼压，可导致视神经发生不可逆性损坏，眼球进行性增大和扩张，甚至自发性破裂，致使眼球毁损而严重致盲致残。

李海军副主任医师提醒：患儿家长应增强科普意识，认识到先天性青光眼的危害，使患儿能获得及时有效的治疗。社会每减少一位盲童，家庭就多一分光明和希望。

2021-02-03

你以为仅仅是手掌发黄，解局的手术医学界或未尝试过

于大姐怎么也想不到肚子疼、手掌发黄，竟是胆管长了恶性肿瘤。

而且，一经确诊，就已经失去了手术机会。

这时，唯一有可能救命的，是一种医学界尚未尝试过的新术式，难度高、风险大。

生死抉择，医患决定联手一搏……

悄无声息的肝门部胆管癌

于大姐 53 岁，身体一向结实，家里地里的活都能干。

半年前，她隐约感到右上腹疼痛。当地诊所诊断为胆囊炎，开了些消炎药吃，疼痛有所减轻，她也就没在意。

2 个月前，于大姐发现自己原本红润的手掌居然变成了黄色，照镜子发现眼白也变黄了。同时，小便颜色也黄得夸张。

于大姐又到诊所开了些药，吃了后自己感觉发黄的症状轻了点，就又没想太多。

直到半个多月前，她又开始腹痛，黄疸症状越来越严重，连饭都吃不下了，这才到县医院去就诊。

一检查才发现，病情远比自己想象的严重：肝内胆管扩张，胆管狭窄接近闭塞，肝门部胆管壁增厚考虑占位。

这意味着她的胆管长了肿瘤，而胆道系统肿瘤大多数都是恶性的。

在县医院医生的建议下，于大姐赶紧转诊到河南省人民医院，找到肝胆胰腺外科主任李德宇。

入院后，经完善检查，于大姐被诊断为 3a 型肝门部胆管癌，恶性程度非常高，对放化疗均不敏感，外科手术治疗是唯一能根治的方法。

之前的手术方式行不通了

肿瘤已经侵犯了于大姐的门静脉右支和肝右动脉，需要尽快手术切除病变的右半肝。

但于大姐右半肝体积为 989 毫升，而左肝体积 452 毫升，直接切除右半肝的话，

剩余肝脏体积不能维持需要，手术后发生肝功能衰竭的风险很高，并可能危及生命。

APPLS 手术联合肝脏分隔门静脉结扎分期肝切除术（APPLS）手术，针对无法一期完成大范围肝切除的病例是一种值得考虑的方法。

ALPPS 是将肝脏切除分为两次手术、两个阶段实施。

第一次手术时，将肝脏分为预计切除部分和预计保留部分，在两者之间离断肝组织，将预计切除的门静脉分支结扎。

在 1 ～ 2 周后，保留侧的肝脏得到足够的增大后行第二次手术，将病灶侧肝脏切除。

肝脏有丰富的血管及胆管，腹腔镜手术中肝脏周围显露较困难，操作难度较大，术中有大出血、胆漏的风险；

且由于腹腔镜医疗器械不如手指灵活，在感触肝脏、病变及周围情况时须有丰富的经验，手术难度较大。

一种值得考虑的方法，尽管要求高、操作过程复杂，但多项报道表明，在严格把握手术适应证、熟练掌握腹腔镜技术的前提下，肝门部胆管癌行腹腔镜根治术安全可行，具有创伤小、恢复快的特点。

为了减少患者损伤，李德宇团队把 APPLS 的两次手术都改进为全腔镜下完成。之前的 30 厘米切口，变成了腹部的几个小孔，这在全国也属于领先水平。

但是，在于大姐身上，之前的 ALPPS 却行不通了：由于于大姐门脉右支与肿瘤已经"浑然一体"，一期时分离、结扎门静脉会很困难，甚至面临极大风险。

其次，即使成功结扎了门静脉右支，因为右肝动脉已有肿瘤侵犯，将来有可能闭塞而导致整个右半肝缺血。

先介入"养大"左肝再微创切右肝

经过多次的讨论，肝胆胰腺外科决定采用类 APPLS 的另一种手术方式。

首先，用介入的方法将门静脉右支栓塞（PVE），同时做左肝的经皮肝穿刺胆道引流。

如果左肝体积达到预定数值，再行联合右半肝、尾状叶切除的肝门部胆管癌根治术。

如果左肝体积不达标，只能放弃进一步的手术。

血管外科副主任医师张克伟、主治医师徐如涛通过腹部一个很小的穿刺孔，为于大姐顺利进行了 PVE 手术。

2 周后，于大姐左肝体积明显增大到 575 毫升，右半肝体积缩小为 709 毫升，达到了二次手术切除的要求。

肝胆胰腺外科主任医师李德宇、王连才，主治医师穆森茂手术团队，又为于大姐完成了全腔镜下联合右半肝及尾状叶切除的肝门部胆管癌根治术。

ALPPS 手术本身操作难度就非常高，加上栓塞的部位易并发炎症，炎症后组织韧度增加，进一步增加了分离难度。

好在李德宇主任团队已经有了几十例 ALPPS、近百例腔镜下肝门部胆管癌根治术积累的经验，历经 5 个多小时后，成功完成手术。

据文献检索，PVE 加全腔镜下的肝门部胆管癌根治术国内外尚未有相关报道。

这场开创性的手术，当天还通过线上对全国同行进行了直播。

在加速康复外科理念（ERAS）的指导下，于大姐术后第二天拔除了胃管、导尿管，开始吃口香糖、少量进食温水，并翻身、坐起了。

术后第 3 天就可以下床。

"看我的手跟眼，现在一点都不黄了，医生说很快就可以出院，感谢这里的医生护士对我的救治和帮助。"于大姐说。

"这是我们第一次尝试 PVE 加全腔镜下的肝门部胆管癌根治术并取得了很好的效果，无疑给我们今后增添了更多的治疗选择，给有可能会放弃根治性手术的患者带来了希望。"李德宇主任说。

2021-02-20

鸡蛋大小的肿瘤，竟长在嗓子里

肿瘤光听名字就让人心中一紧。

对于许昌的时女士（化名）来说，这次陪诊经历，既忧虑，又心惊。

究竟什么情况？

原来，她 83 岁高龄的母亲近半月来出现了进食时吞咽障碍、声音嘶哑等症状。不仅如此，夜间睡时还会有明显的打鼾，甚至到了憋气憋醒的地步。

在当地医院检查磁共振时发现，老太太咽旁间隙存在大小约 55.5 毫米 ×64.6 毫米的占位性病变，大概相当于一颗鸡蛋大小，肿瘤性质未明确。

老太太本就体格瘦小，体重仅 40 千克，患病后饮食每况愈下，身体越发瘦弱，精神状态也受到了明显影响。

肿瘤咋会长到了嗓子里？而且还这么大？时女士心里疑问重重。

一家人带着老太太辗转省内多家医院后，慕名来到河南省人民医院耳鼻喉科求助。

患者住院后，耳鼻咽喉头颈外科主任医师万保罗、副主任医师臧艳姿、主治医师李靖第一时间为老太太做了细致严谨的检查评估。

由于患者年纪较大、病情复杂，口腔科主任医师王永功、麻醉科医师司辉锋等也联手加入，组成多学科团队为患者精心会诊。

血液相关检查和心肺功能评估等显示，患者无明显手术禁忌。

术前病理穿刺提示：肿瘤为多形性腺瘤。至此，老太太的病因终于清晰而明确。

那么，什么是多形性腺瘤呢？

万保罗介绍："多形性腺瘤是唾液腺肿瘤中的一种常见肿瘤，多发生于腮腺，是一种含有上皮组织、黏液样组织、软骨样组织等，形态呈明显多形性和混合性的肿瘤，部分多形性腺瘤会发生癌变。"

对于老太太的情况，最"棘手"之处在于"狭小空间内的大肿瘤"。

因为，咽旁间隙位于咽侧颅底，解剖关系十分复杂。

这个部位上至颅底，下至舌骨，解剖空间狭小，血管神经较密集，其内不仅有全身重要的大血管如颈内动、静脉，颈外动、静脉穿行，还有许多重要的颅神经如舌下神经、迷走神经、副神经、舌咽神经等。

咽旁间隙常见的病变有：多形性腺瘤神经鞘瘤副神经节瘤等，咽、喉和毗邻的咽旁间隙因视野局限，手术操作时难度很大，而且很容易发生出血和窒息。

在如此狭小而复杂的间隙中将这么大的肿瘤顺利切除，实属不易。

确定了病变性质后，手术方式的选择也至关重要。

传统的手术多从颈外侧入路将肿瘤切除，对于患者这种肿瘤体积大且与周围血管神经关系密切的病变，往往还需要进行下颌骨劈开等。

创伤相对较大，术后恢复时间较长，而且上述手术入路方式对面神经、咬合功能及吞咽功能可能会造成一定的影响。

考虑老太太已83岁高龄，全身营养状态不佳，万保罗主任医师团队采用内镜引导下经口咽侧切开路径低温等离子射频消融辅助的手术方式，将肿瘤完整切除。1小时后，手术顺利结束。

该术式避免了颈、颌面等部位的切开，符合现代人对美观效果的需求，而且对健康组织损伤轻微、疼痛减轻，咽瘘、切口感染、咽喉功能损害等手术并发症极低，具有术后恢复快、住院时间明显缩短、患者体验改善等优势。

术后，老太太的饮食很快恢复了正常，症状得到明显缓解。时女士和家人都露出了久违的笑容，连连对医护人员竖起大拇指称赞。

2021-03-03

精准定位"烧死"肺部肿瘤

如今，肺结节的检出率越来越高。

这往往意味着发生各类疾患，甚至患上肺癌的可能。

这种情况下，患者常常忧虑不安，甚至寻求手术切除。

但现在一项在华中地区取得突破的临床新技术，能够在精准导航下射频消融，"烧死"肿瘤细胞，解除"肺腑"之患。

小小肺结节变成大麻烦

提起肺结节，64岁的周先生至今心有余悸。

1年多来，小小的肺结节成了他的心病。

5年前，由于患有肺部鳞癌，周先生的左肺上叶已经完全切除，左肺下叶膨胀不全，肺功能很差，稍一活动就胸闷，体力活也干不了。

而在1年多前，周先生做胸部CT检查时，右肺又发现肺结节，且复诊观察发现，结节逐渐增大。

为此，周先生日夜忧心，长期晚上失眠。

家人陪着他辗转多家医院就医，但治疗建议不一：有的建议手术切除，有的建议全身化疗，还有的建议靶向药物治疗。

但周先生的肺功能和体质很差，很难耐受切除手术以及化疗的损伤。

而且，他的病理检查结果为鳞癌，目前还没有相关靶向药物。

就在山穷水尽之际，周先生一家从朋友那里得知，河南省人民医院呼吸与危重症医学科开展了一项新技术，能通过支气管镜进行射频消融治疗肺癌，避免了手术切除和放化疗的损伤。

慕名来到呼吸与危重症医学科主任张晓菊的专家门诊后，周先生一家得到了肯定的答复。

气管镜探头"烧死"肿瘤细胞

经过充分的多学科会诊和术前评估后，呼吸与危重症医学科的呼吸内镜介入诊疗团队为周先生施行了经支气管镜射频消融治疗。

全麻下，在全肺实时诊疗导航（LungPro）系统精准引导下，张群成副主任医师首先按照导航操作支气管镜，到达病灶周围。

随后，超声小探头再次确认病变部位，探及病变。

然后，将射频导管探头经支气管镜通道送到病变部位，X 线下进行确认对比，位置准确无误后，用 50 ～ 90℃的温度进行消融，"烧死"癌细胞。

这也是华中地区首例开展的经支气管镜射频消融术。

手术最大的难点，在于肺结节的精准定位。它要求操作医生具有扎实的气管镜基础，能准确找到病变部位。

河南省人民医院 2017 年引入的 Lungpro 增强全肺实时诊疗导航系统，目前已应用于 500 余例患者，也为本次准确打击病灶靶点提供了强大"助力"。

同时，诊疗团队具有在德国海德堡大学胸科医院的学习经验，每年开展近万例气管镜检查和治疗，切实保障了经支气管镜射频消融术的成功实施。

肺癌患者多了治疗新选择

当前，肺结节正困扰着越来越多的人群。

其中，又有毛玻璃结节、实性结节、亚实性结节等区分，往往意味着不同的疾病。

肺结节的常见病因包括原位癌、良性肉芽肿、过敏性肺疾病等，需要进一步诊断及鉴别诊断。

射频消融是局部治疗肺结节的一种方法，它是通过一定的温度将肿瘤细胞烧死，最大限度保护患者的肺功能不受损伤，安全、有效、微创，几乎不影响患者肺功能，有利于术后康复。

经支气管镜射频消融治疗肺结节是河南省人民医院与德国海德堡大学胸科医院协作开展治疗肺结节的一种新技术。呼吸内镜介入诊疗中心团队目前熟练掌握该技术，为肺癌患者提供了新的治疗选择。

2021-03-09

过亿人有隐患……专治痛风的门诊设立了

一个小脚趾肿痛的事儿，却发展到需要住院治疗。

导致这类情况经常发生的，是一种越来越高发的疾病。

但有许多人还不知道它的危害，这就是——痛风。

近日，在河南省人民医院风湿免疫科，有一个专门为治疗该类疾病的门诊来了——该门诊名为痛风专病门诊。

河南省人民医院风湿免疫科主任、主任医师楚天舒接诊了小脚趾肿痛的魏先生，他说，魏先生所患的疾病是痛风，其诱因是高尿酸血症。相关统计数据表明，国内患有高尿酸血症的人群将近1.2亿，发展为痛风的患者高达约800万人。

这一次，魏先生正是在省医痛风专病门诊得到了有效治疗。

"前段时间，自己右脚小脚趾肿胀了一个多月，原本想着没啥事，于是就自行涂抹了消肿的药水，每天晚上坚持泡脚。结果不仅没有效果，脚指头上方还出现了破溃，连续好几天都不能愈合，这时候才开始警惕，赶紧打车来医院看病。"魏先生回忆说。

接诊后，楚天舒详细询问了魏先生的病史，发现他以前经营海鲜酒楼，自己也特别喜欢吃海鲜。事实上，脚趾疼痛的症状竟然早在四五年前就已经出现了，时不时就会发作几天。

检查发现，魏先生脚部红肿且存在痛风石，导致局部血液循环不畅，因此皮肤出现溃疡、难以愈合。

这种情况下，单纯的药物调理已经很难发挥良好效果，当务之急是要通过手术将局部痛风石清除。于是，楚天舒及时联系手足显微外科，共同进行详细评估并完善术前准备。

手术非常顺利。术后，魏先生的脚部恢复良好，很快痊愈出院。

痛风专病门诊成立后，不仅可以最大限度发挥专家和专业优势，还通过"痛风专病门诊＋多学科联合"，由风湿免疫科、骨科、手足显微外科等科室通力配合，为患者提供"量身定制"的内外结合治疗循环模式，有效提升了治疗的专业化、精准化、系统化程度。

　　反正年轻，不当回事儿。随着人们生活水平的提高和饮食结构的改变，三高患者群体已经有明显的年轻化趋势，大口喝酒、大口吃肉的"豪爽"生活并不适合年轻人，30 ～ 40 岁高尿酸血症和痛风的患者也明显增加。

　　一旦出现高尿酸血症，一定要像对待高血压、高血脂、高血糖等慢性病一样，通过长期的饮食控制和药物调理等进行持续治疗，切勿不当回事。

　　因此，年轻不是"挥霍"的资本，健康的饮食习惯和生活方式在任何年龄阶段都至关重要。

　　疼了就治，不疼就忘。"放松警惕、得过且过"是许多高尿酸血症和痛风患者常犯的错误，发病时赶紧吃药，不疼了就放飞自我，这种做法十分不可取。

　　反复疼痛发作跟饮食结构关系密切，平时应注意饮食，尽量少进食高嘌呤食物，如海鲜、肉类、啤酒等。

2021-03-11
当运动中频频遭受损伤……

无影灯下，手术台上。

一人扶着患者的左腿，另外一人一手执着一根极细的"镜子"，一手执着等离子刀，将其探入患者膝关节内，聚精会神地操作着。

他们正在"修"筋……

没错，他们是专"修"关节问题的"精细人"：河南省人民医院骨科运动医学与关节镜外科亚专科团队。

"赵医生，我现在好多了，右肩不痛了，也有力气了"50多岁的杨女士笑逐颜开地走进河南省人民医院的一间诊室里。

她一边说，一边轻松地向骨科运动医学与关节镜外科亚专科主任、副主任医师赵甲军展示着举胳膊动作。

如此常见、普通的动作对杨女士来说，曾是一个老大难问题。

2020年10月份，她第一次见赵甲军时，由于严重的肩关节疼痛，连简单的抬胳膊动作都无法完成。

她也曾多次就医，但医生总怀疑她得了知名的"肩周炎"，反复治疗始终不见好。时间一久，就连她自己都泄了气，尽管这久治不愈的肩膀痛早已严重影响了工作和生活。

这次，要不是找医生开药，她还不会遇见赵甲军。

杨女士满脸愁容地描述完病情后，赵甲军为她进行了一些骨科特有的基本检查，高度怀疑她肩关节疼痛的真正原因是肩关节退变性肩袖损伤。

"简单来讲，就是肩关节内的筋磨断了"听完医生的话，杨女士突然来了精神，这跟之前医生的说法完全不同。

怎么会得这个病?

赵甲军解释："也许是您很勤劳，家务活干得太多，把肩关节累坏了。"

检查结果确如赵甲军的分析，磁共振检查清晰地显示，杨女士右肩的冈上肌腱断裂，这种情况需要医生通过微创的关节镜技术，重新将她断掉的筋接到骨头上。

果然，在赵甲军及主治医师于杰等手术团队为她顺利做完手术后，杨女士的肩关节真的不疼了。

这次杨女士是来进行术后第二次复查。

赵甲军检查了她的肩关节活动度和力量，"确实恢复得很好，已经接近正常的肩关节了，一定要继续康复，注意保护，半年之后再来复查。"

"肩袖肌腱就是肩关节内的筋，肩关节能够灵活地做出各种动作，全靠这些筋的帮助。因为它们像袖子一样包裹着肱骨头，所以起名为肩袖。"赵甲军说。

肩袖损伤会导致肩关节的疼痛和无力，一旦损伤很难自我修复，大部分需要手术治疗。但有不少患者会被误诊为肩周炎，治疗不见效，严重影响生活。

"这也是为什么我们团队在工作之余注重科普，就是希望患者发生肩关节疼痛时，别忽略了另外一种原因：肩袖损伤。"赵甲军提醒。

膝关节的"核心部件""最怕患者说'等等'"前交叉韧带损伤前交叉韧带是膝关节的"核心部件"之一。

"当我们膝关节屈曲，或跑步的时候变方向，又或者跳跃的时候膝关节能保持稳定，皆是靠前交叉韧带来维持。"赵甲军解释，如果前交叉韧带受到损伤或断裂，我们在活动时很多动作会受到影响。

正是因为它位于关节中心核心位置，又与后交叉韧带共同起到稳定膝关节的重要作用，所以更容易受到损伤。

运动时急停变向、单腿落地等动作最容易损伤前交叉韧带。另外，撞击、击打、骑车摔倒等也会对它造成损伤。

一次，赵甲军带领主治医师张振和主治医师左坦坦为一名情况特殊的患者紧急实施了手术。

这位患者来院时，坐在轮椅上，猫着腰，双手捂着右膝盖，身体的疼痛使他的面部表情显得有些狰狞。

原来这名患者是一名武术爱好者，几个小时前，他与同伴比试时，一不小心单腿落地，右侧膝盖瞬间传来啪的一声，就像绳子断了，随之便是异常的疼痛和膝关节肿胀。

经过详细查体和相关检查，这名患者被确诊为右侧膝关节前交叉韧带断裂，需要立刻进行关节镜微创手术修复韧带。

由于患者受伤后来院及时、诊断明确以及手术微创，术后，患者很快恢复。

如今的他，每隔一段时间都会给医护人员传来一段小视频。

只见视频里的他身着黑色武术服，手握长刀，收敛笑容，刷地亮开架式，眼神随着手势，精神抖擞地舞动，铿锵有力，行云流水。丝毫看不出他曾经受过伤。

赵甲军提醒，"最怕前交叉韧带损伤的患者'等等'再看病，这类患者里有许多人会觉得只是扭了一下膝关节，比较疼，歇歇就好了，但有部分人其实是韧带断了，如果能及时就诊、早期修复，关节不容易受到进一步损伤，术后效果也会比较好"。

前交叉韧带损伤的患者中，青年人居多，尤其是爱运动或者练武术的青年人最容易"中招"。

以前大家对肩关节或膝关节的疼痛或活动受限认识不足，往往会被"扭着了，歇歇就好""年纪大了、关节老化了"等思想禁锢。

但其实，真正的原因很可能是关节内的肌腱，俗称"筋"，由于各种原因被磨损或者撕裂、断裂，不对症的治疗往往很难奏效。

现在的医生可以通过专业查体并结合影像学检查，准确诊断真正的病因，并根据具体受损情况，建议康复治疗还是手术治疗，只有这样，才能取得好的治疗效果。

另外，赵甲军说，现在的手术方式是通过关节镜技术微创治疗、修复相关损伤。

关节镜手术切口仅有几毫米，当纤细的镜头插入关节内部后，高清摄像头能帮助医生准确地判别韧带损伤的位置和形态，完成损伤侦查后，医生会利用精细的手术工具去修复受损的地方。

为了让更多群众对疾病以及手术方式有更多的认识，骨科运动医学与关节镜外科亚专科团队通过媒体、自媒体以及门诊、病房宣教等方式进行宣教。

数据显示，2020年该专科团队的手术量相比2019年增长了百余例，这也说明，越来越多的患者对这类疾病有了正确的认识，及时就医、尽早治疗。

目前，技术水平处于国内第一梯队的骨科运动医学与关节镜外科亚专科团队，主要致力于肩袖损伤、前交叉韧带损伤、后交叉韧带损伤以及半月板损伤、肩关节脱位、髌骨脱位、软骨损伤等运动损伤的治疗。

2021-03-18

让患者术后康复"加速度"

想当一名医生，需要完成漫长的学习教育。

活到老、学到老，才能适应医学技术日新月异的发展。

有一门叫作"ERAS"的新学问，能让住院时间缩短一半，患者术后住院期间几乎感觉不到疼，吸引着越来越多外科医生。

应运而生的河南省外科 ERAS 学院，也引来了多家三甲医院的医生学员……

3月13日，河南省多家三甲医院的外科医生代表，在郑州参加一个特殊的"学院典礼"河南省外科 ERAS 学院的总结授牌会。

作为有着多年手术经验的资深外科医生，他们都是河南省外科 ERAS 学院的学员，在这里继续锤炼临床本领。

ERAS 是近年在国内外逐渐受到关注和普及推广的新理念：加速康复外科。

它究竟有什么神奇之处？

让我们先走进河南省外科 ERAS 学院的发起单位——河南省人民医院肝胆胰腺外科去看一看。

颠覆既往就医体验的 ERAS

"大夫，手术我并不害怕，不就是摘个胆囊嘛，但我特别害怕术后，又是胃管又是尿管又是引流管，还不让吃饭不让动，简直太难受了……"河南省人民医院肝胆胰腺外科病房，一名中年患者满面愁容地说。

"那就把心放肚子里吧，这次，什么管都不用放，术后第二天就能喝水吃饭出院了"肝胆胰腺外科主任李德宇告诉他。

"真的吗？"患者难以置信。

"真的，这里是加速康复外科病房，做胆囊切除手术不但不放管子，第二天都能下床活动出院了"临床即将出院的病友忍不住说。

在肝胆胰腺外科，经常有这样的对话。

患者住院前"打探"到的消息，往往是——胃管至少要带3天，最少1周才能出院。

实际上痛苦程度和住院时间，却远比患者预期的要小。

别说是普通的胆囊切除，就连肝胆胰腺外科最大的手术——胰十二指肠切除术，应用 ERAS 管理，大多数也能实现六七天到 10 天出院，术中胃管就拔除了，术后次日就可以喝水。

要在以前，做这种手术，胃管必须放置 1 周以上，20 天能出院就算快的。

ERAS 是医学界出现的新事物，1997 年"诞生"于丹麦，目前在国内处于起步阶段。

它是对传统医疗理念的创新改革。

其核心理念是，优化熟悉的工作流程，将流程合理地应用于临床实践，实现精准、微创、合理、简化的快速康复。

在外科手术中应用"加速康复"理念，可以有效减少不利于患者的因素，把刺激性、应激性降到最低，保护正常生理机能，减轻手术对患者生理和心理的伤害，加快患者的康复时间。

早在 2016 年，河南省人民医院肝胆胰腺外科就成立了河南首家加速康复外科示范病房。采取一系列加速康复措施，包括术前缩短禁食、禁水时间，采用精准、微创式式，术后鼓励早吃饭、早下床，围手术期有计划地管理疼痛等。

推行 ERAS 以来，医患共同受益。

患者痛苦小了，花钱少了，住院时间短了，病房床位紧张现象缓解了，医护因患者满意更有成就感。

给肝胆胰腺外科 ERAS "蹚条路"

"从事外科几十年，看到患者术后的煎熬，我们心里也很难受，一直琢磨改善办法。2011 年到北京参加一个国际学术会议时，我头一次听到 ERAS 理念，如获至宝。"李德宇说。

但在当时，ERAS 在中国乃至亚洲的实践几乎是空白，没有经验可以借鉴。

李德宇和团队苦心摸索三四年，循序渐进地尝试，例如，在严格确保患者安全的基础上，把术后进食的时间一点点往前提，密切关注患者反馈，细心观察效果。

他们临床观察发现，患者比过去恢复得更快更好了，之前术后 10 天还不能吃饭的患者，现在大多数术后次日都可以吃。之前术后六七天还躺在床上不能动的患者，现在早已出院回家了。

为了让更多患者受益，2015 年，科室开始正式实施 ERAS。没有指南规范可以参考，他们一步步积累经验，逐步制定出 ERAS 路径。

"医患之间的矛盾很多时候都是由于沟通不畅，患者不知道下一步该做什么，觉得术后那么疼也没人管，还不让吃不让喝的。而在 ERAS 病房，主张全程无痛管理，术前就开始进行心理疏导，术中立体化麻醉，全麻＋局部阻滞＋局部浸润麻醉，确保患者总是处于无痛状态。"李德宇说。

放在患者身上，切身的感受就是：之前术后，伤口疼了就告诉家属，家属找护士，护士找医生，医生开医嘱，护士再来打针。现在呢，术后几乎"没机会"感觉到疼，自然省心得多、轻松得多。

除了不疼，患者对自己的治疗每一步都门儿清。手机随时能扫描床头二维码，查看所有 ERAS 相关科普知识。

病区还有各种小讲座，医生、护士、药师、营养师、康复师轮番上阵，不光讲手术，还讲营养、康复。

患者对身体会有啥反应、每天该干啥胸有成竹，曾经的恐惧茫然、忐忑不安烟消云散。

让河南更多患者康复"加速度"

正因为目睹 ERAS 给医患带来的巨大变化，希望它能造福更多的患者，2019年，李德宇与团队发起成立了河南外科 ERAS 学院，推进带动河南省的加速康复外科工作。

他们利用周末的时间，到全省多家三甲医院，普及 ERAS 理念和经验，开展 ERAS 示范病房建设。每年，他们都要跑十几家医院讲课，来回需要一两天。

除了线下，他们还以线上的方式，每年举办十几次"云课堂"，讲 ERAS 的理念、技术、管理，演示手术案例等。

经过两年多的努力，河南省外科 ERAS 学院以河南省人民医院为中心，已经在河南的东、南、西、北、中建立了 5 个分中心，分别位于商丘市第一人民医院、南阳市中心医院、河南科技大学第一附属医院、新乡医学院第一附属医院、郑州市中心医院 5 家医院，面向区域内资深外科医师，通过大师讲堂和手术案例演示等形式，推广并建立健全规范诊疗方案，让 ERAS 真正在临床实施、开展。

3 月 13 日举行的河南省外科 ERAS 学院总结授牌会上，经过评审，安阳市中医院、河南省中医院等 5 家医院又被授予河南省外科 ERAS 学院示范病房单位。

至此，河南省人民医院作为示范基地，在全省已成立 10 家 ERAS 示范病房，为患者康复持续"加速度"。

李德宇介绍，外科学的发展主要体现在理念和技术两个层面，理念上逐渐从"医病"转向"医人"，技术上主要从粗放手术转向精准手术。

特别是近 30 年来，随着外科技术和医疗器械的发展，更多的临床实践直接导致了观念的变化， ERAS 是外科学发展的必然结果。

2019—2020 年，国家卫生健康委先后发布《关于开展加速康复外科试点工作的通知》《关于做好加速康复外科骨科试点有关工作的通知》，在全国试点推行ERAS。

2021-03-24

7小时，4台宫外孕手术

"从17点30分到现在，已经做了3台宫外孕手术，又来了第4台。"

陈小辉说这话时，已经是凌晨1点，她和团队在灯火通明的手术室里紧张奋战。

陈小辉是河南省人民医院妇科主任医师，从医近30年，她对异位妊娠（宫外孕）的危害十分清楚，"处理不及时，是要出人命的。"所以，每当遇见这样的患者时，她和团队便第一时间接诊劝说，及时处理。

患者体内出血，濒临休克

"叮铃铃，叮铃铃……"

这天17点左右，妇科门诊响起一阵急促的电话铃声，主治医师牟婧祎一听，立刻回答："好的，我马上就到，别让患者离开。"

原来，电话是彩超室打来，"我是彩超诊间1的医师，现在报告急危值，患者金某某停经10余天，彩超肝肾间隙发现液性暗区，怀疑有体内出血。"

牟婧祎跑步赶到彩超室，只见患者面色发白，神情紧张，口唇青紫，经过初步判断，患者发生了异位妊娠破裂，腹腔内出血严重，预估出血量至少达到400毫升以上，濒临休克，如果不紧急手术，将出血过多发生生命危险。

医护人员一边拨打院内急救电话，快速转运患者，一边联系妇科值班医师准备急诊手术。

陈小辉、主治医师王显、牟婧祎娴熟快速进行急诊术前准备，患者随即被转入手术室。

7小时4台异位妊娠手术，小病不小

无独有偶。当天晚上接近凌晨，又有一名女性因腹痛、阴道出血到急诊就医，结果被检查出异位妊娠，陈小辉带领团队随即再次"披挂上阵"，为患者紧急手术。

从当天17点30分到次日凌晨1点左右，加上已经提前安排手术的患者，陈小辉团队连续做了4台异位妊娠手术。

陈小辉介绍，受精卵在子宫体腔以外着床称为异位妊娠，俗称宫外孕，其中，最常见的是输卵管妊娠。

异位妊娠是妇产科常见的急腹症，发病率约占怀孕妇女的 3%。虽然是一种常见病，却十分凶险，发现或者处置不及时，极其容易导致孕产妇死亡。

医生最大的目标就是病人获益，无论大病小病。

"我们能把常见病看好，把'小病'看好，提高识别诊断能力，防患于未然，才是一名合格尽职的医护人员。"在妇产科学科主任王悦的要求下，科室的医护人员都能做到对异位妊娠早识别、早诊断。

特别在前端窗口——妇科门诊，异位妊娠的知识被大家牢记于心。

护士长朱佩茹多次组织护理人员、录入员及实习生学习异位妊娠的相关知识，提高他们对此类患者的急诊处置能力，做到人人心中有数，处处建立防线。

2021-03-25

刚出生 2 小时，"毒血"流全身

刚出生的小婴儿，由于在母体内受到严重感染，导致"毒血"流遍全身。

出生仅 2 个小时，就直面几场生死关……

专家团队的救治方法，全世界仅有 2 例报道。

新生儿遭遇严重感染

2 月 7 日一上班，河南省人民医院 PICU 的医护人员就急切地期待着一个最新消息。

如果一切顺利，仅有 8 天大的小婴儿当天就能撤掉"最强生命支持系统"ECMO，迎来新生希望。

这名小婴儿名叫云云（化名），在他尚未出生之时，不幸在母体内出现无乳链球菌感染，直白地说，就是血液被细菌"污染"，即脓毒症，这对新生儿来说是最为严重的细菌感染。

1 月 31 日下午，云云刚出生 2 个小时，就因感染相继出现呼吸窘迫、低血压、低血氧等危险情况。

虽然当地医护人员紧急抢救，但云云的情况却在不断恶化，开始出现更为严重的多脏器衰竭，尤其是肾脏衰竭。很快，云云开始出现浑身硬肿、持续一天无尿液等情况，这些都是严重感染的表现。

危急时刻，紧急转院救命。

救治困难重重

2 月 2 日凌晨 3 点多，生命垂危的云云被火速接回省医 PICU。

"刚来的时候，孩子水肿情况非常重，我们当即做好充分准备，给孩子连上 CRRT（连续性肾脏替代治疗）进行血液净化治疗，以减轻炎症反应，重建免疫系统。"主管医生、副主任医师程东良说。

治疗前，孩子浑身硬肿，体重约 4 千克，经过血液净化治疗，脱水后体重不到 3 千克。

没想到，刚解决了一个问题，更多险况却接踵而至。

云云的血压、血氧饱和度一直无法维持，经超声检查，还发现其肺动脉高压、卵圆孔未闭、动脉导管未闭，结合患儿的情况及辅助检查，考虑云云发生了胎儿循环……

虽然医护团队紧急给予其降肺动脉压力药物及 NO 吸入等治疗措施，但令人焦虑的是，患儿血氧饱和度仍不能维持。为了争取更多的救治时间，医护人员为云云紧急置管，启动"最强生命支持系统"——ECMO。

情况总算暂时稳定了下来，但医护人员丝毫不敢怠慢，而是在科主任、主任医师史长松的带领下，进行科室大讨论，认真研究下一步救治方案。

谁能想到，就在此时，新的状况又出现了。

云云很快出现黄疸，但常规的蓝光照射治疗却并不见效。不仅如此，造成黄疸的血清胆红素从一开始的间接胆红素升高，很快演变成直接胆红素升高。

再这样下去，孩子可能因为胆红素过高而影响全身脏器的恢复，加重多脏器功能不全。

没有别的办法了，只能换血。

"困难非常大，云云连着 ECMO，ECMO 支持下换血疗法并不能很好地降低高胆红素血症，因为高胆红素血症的病因不是抗体介导的溶血，且换血需要更大剂量的血制品，这些因素都将大大增加换血的风险。"史长松解释。

救治方法全世界仅有 2 例报道

一波三折、困难重重，如何才能救孩子的命？

PICU 医护团队查找文献发现，可以尝试在 ECMO 支持下进行血浆置换。

但是为刚出生 3 天，体重不到 3 千克的小婴儿进行这样的治疗，几乎是不可能的事。

"因为云云太小了，刚出生，体重不到 3 千克，体内的血容量也就 300 毫升左右。而做这样的治疗，无论是 ECMO 还是 CRRT，血液预充量都要 100 ~ 200 毫升，也就是说，孩子体内血液太少，达不到治疗的最低标准，这便是我们遇到的最大难点。"

程东良介绍，国内有 ECMO 支持下进行血浆置换的治疗报道，但患者都是成年人或者年纪较大的孩子。

据检索，为新生儿进行 ECMO 支持下血浆置换，目前全世界也仅有 2 例报道，国内并无相关报道。即便有先例，治疗也面临着很大的难度和风险。

但为了能救孩子一命，医护人员只能大胆一搏。为此，PICU 团队联合血液净化中心、新生儿科等，进行紧急会诊，反复研讨治疗方案，精确计算置换血浆量等。

2月6日，经过充分准备，医护团队按照精准的方案为云云开始进行 ECMO 支持下血浆置换治疗。

小小的云云被多名医护人员及各种高级生命支持设备保护着、包围着。医护人员顶着巨大压力、冒着多重风险为他进行血浆置换。

时间一分一秒地流逝……3 小时后，在团队的默契配合下，成功为云云进行了首次血浆置换。

次日，医护团队又为他进行了第二次血浆置换。而从他体内置换出来的血浆由于胆红素过高，呈现出酱油色。

治疗结束后，云云的高胆红素血症短时间内便降了下来，危机总算暂时得到了解除。在各种高级生命支持设备的"保护"下，医护人员继续为云云进行后续对症治疗。

终于，在新年来临之际，医护人员为小云云"抢"来了新生之机。

2月7日，云云成功撤机 ECMO；2月8日，云云成功撤掉呼吸机。2月28日，云云各项生命体征稳定，恢复良好，转往普通病房。

一个不到 3 千克的小婴儿，一出生，便直面严重脓毒症、脓毒症休克、硬肿症、持续性肺动脉高压、严重高胆红素血症等，经历了呼吸机机械通气、一氧化氮吸入、ECMO、血浆置换、CRRT 等治疗，直面几场生死关。

万幸的是，医护人员陪着他一路闯了过来。

自此，国内首例新生儿严重脓毒症合并胎儿循环、多脏器功能衰竭经 ECMO 联合 CRRT、血浆置换、机械通气、一氧化氮吸入等联合救治成功开展。

小婴儿云云迈出新生的第一步。

2021-03-30

被"顺风腿"折磨20年？手术矫正揭秘……

饱受病痛20年，两条腿像被大风刮弯的树枝，左腿向内弯、右腿向外弯，行走站立全靠挂拐，这就是医学中的"顺风腿"（Blown knee）。

为了让患者重新恢复正常行走、站立，河南省人民医院骨科副主任、主任医师金毅团队在人体关节上展开了一场精雕细琢的手术。

双侧关节朝同一方向变形，严重畸形较为少见

20年前，在初次诊断为类风湿关节炎后，40多岁的徐女士（化名）就一直饱受该疾病带来的疼痛和折磨。

由于膝关节的滑膜、软骨长时间被炎症侵蚀，徐女士两个膝关节的外观逐渐发生变化，从刚开始的行走时疼痛，到后来的站立、行走都疼且外形发生重大改变，双膝关节都出现了朝身体右侧同一方向的畸形。

逐渐，她的双腿越来越弯，眼看着膝关节离中立位越来越远，就像被大风刮弯的树枝一样。

半年前，徐女士膝关节不适症状进一步加重，双膝肿胀，走路、站立全依赖于拐杖。

这该如何是好？

徐女士慕名找到在治疗膝关节疾病方面经验丰富的河南省人民医院骨科副主任金毅教授。

看着眼前行动无法自主的徐女士，金毅主任不觉叹息，虽然徐女士目前年龄不大，但因为双膝关节的疼痛、畸形，现在已经无法摆脱拐棍自主行走，甚至生活都无法自理，给患者家庭带来了巨大的负担。

他拿着影像片子，耐心解释："徐女士的左膝关节重度内翻，伴随着右膝关节重度外翻，双腿同时偏向同一方向，成了不折不扣的'顺风腿'。双膝关节严重不稳定导致其丧失了正常行走、活动能力，人工膝关节表面置换术是目前比较好的选择，该手术有望改善患者的外观畸形，并能实现术后的自主行走。"

是治病更是重建未来，关节上的工匠之作

为了早日重拾自主行走功能，徐女士决定接受治疗。

在骨科主任郑稼的指导下，这支拥有丰富经验的团队，治疗过许多膝关节畸形患者，更是让一名全国罕见的极重度畸形、蹲着走路长达 6 年之久的患者重新站立行走。

金毅说：关节置换对徐女士来说，只是当前治疗的一个大方向，但如何有效、合理地进行手术方案的设计、围手术期管理、术后康复锻炼、随后的随访才是团队需要细心规划的。

术前，基于徐女士入院的血液检测指标及影像学数据，金毅主任团队对徐女士的手术方案、围手术期管理、术后康复方案进行了周密的规划。

患者术前身体状况较差，为了降低围手术期的风险，金毅主任团队决定先为徐女士的右膝进行人工关节表面置换手术，术后根据患者身体状况再择期为其进行左侧人工膝关节表面置换术。

金毅说：人工膝关节表面置换术是运用人工关节替代受损的膝关节，通过术中的截骨、软组织平衡进而矫正术前畸形的肢体力线，从而实现矫形、消除膝关节疼痛，恢复膝关节功能的一种治疗方法。

当然，人工膝关节表面置换并不是老百姓想的那样要把膝关节锯掉，而是将已磨损破坏的关节软骨切除，平衡周围软组织及屈伸间隙后，再装上人工膝关节假体。

由于徐女士膝关节侧副韧带松弛且胫骨平台存在缺损，金毅主任团队术中采用了具有部分限制功能的特殊人工膝关节表面置换假体，且放置了延长杆，以期获得术后膝关节的稳定性及较好的远期临床疗效。

术中，专家团队还采用特殊的松解技术对徐女士的外侧韧带进行了松解，术后早期通过特殊体位的保护，有效避免了围手术期腓总神经的损伤。

团队默契配合，娴熟操作，在膝关节处修补研磨，精准操作。

术后影像学复查显示，徐女士双侧膝关节假体安放的位置恰到好处，徐女士双侧膝关节畸形得到了充分纠正。

在接受左侧人工膝关节表面置换术术后的术后第二天，徐女士已经能够扶着小推车双腿直立活动，一周后，双侧膝关节屈伸功能进一步改善，主动要求出院回家。

如今，距离徐女士接受手术已经过去了近半年，活动自如的她专门给医生发

来视频，感谢金毅主任团队的帮助。

金毅特别提醒，类风湿关节炎的致残率在所有关节病中居首位，患者一定要早诊断、早治疗，在骨破坏发生之前接受治疗尤其关键。

"如果出现疼痛、关节活动受限等症状超过半年，且保守治疗无效，就需要尽早手术了。患者越早接受手术，手术难度可相对降低，术口愈合速度也会相对加快。"

总之，对于严重的关节疾病，大家需要客观地认识评估，接受合理的治疗，这样才能获得良好的关节功能。

2021-04-06

为兄弟俩先后换肺，这一幕感动所有人

在重症监护室外，弟弟小叶与哥哥大刚共同右手握拳，为迎接美好生活鼓劲！

这是在 3 月 26 日的河南省人民医院，哥哥大刚接受肺移植术一段时间后，开始转到普通病房继续康复治疗。

这一幕，感动了在场的所有人。

谁也难以想到，阳刚帅气的小叶，几年前也在这里接受过肺移植手术，他在以自身的经历为哥哥加油！

兄弟俩双双遭遇重疾

小叶和大刚兄弟俩从 2008 年起就在玉器加工场干活儿。

不料工作后逐渐出现反复咳嗽、咳痰。

20 多岁的小伙子干半天活儿就特别疲惫，后来还因反复肺部感染、发烧多次就医。

当时，20 多岁的小叶因反复咳嗽、胸闷、气喘、发烧等症状，按照肺结核治疗了一年，未见好转，在 2012 年确诊为矽肺。

此后小叶的身体越来越糟。

2015 年，小叶已经完全离不开氧气了，吸氧管的长度就是他活动的范围，走不了两步就气喘吁吁，整个人瘦到脱相。

小叶一度深感绝望，想要放弃生命。

弟弟迎接新生

直到 29 岁这年，一个偶然机会，小叶从病友那里得知在河南省人民医院魏立主任带领的胸外科团队开展有肺移植手术，可以治疗矽肺。

于是他带着筹来的钱，从辽宁鞍山来到河南省人民医院求医。

魏立仔细查看了小叶的病情，一边完善相关检查，一边通过相关部门等渠道多方联系供体。

了解到小叶的经济困难，魏立在科室带头为小叶捐款，还联系相关慈善机构为小叶募捐。

入院后第 19 天，等来合适的供体，2016 年 12 月接受了肺移植手术。

术后，小叶恢复很好。目前，经常锻炼健身的他整个人看起来阳刚帅气，生活逐步走上了正轨。

为哥哥加油

哥哥大刚是小叶最亲的人，当年家里的经济状况不允许两人同时手术，哥哥让病情更严重的小叶先做。

1 个多月以前，哥哥病情突然恶化，得尽快手术。

自己移植成功的信心让小叶第一时间想到了魏立主任团队，他带着 37 岁的哥哥直奔省医。

幸运的是，入院仅 4 天就等来了合适的供体，这让小叶和哥哥都非常激动。

和他们同样幸运的还有一名从贵州来的年轻小伙子，也等到了合适的肺源，两台肺移植手术同时进行。

3 月 22 日晚上 7 点多，整个胸外科一病区一派忙碌。

魏立和主管医生魏文学、马泽恒在与家属谈话，高培玉和单亚楠护士在为病人做术前准备、整理手术用药……大家有条不紊地做着术前准备工作。

3 月 23 日凌晨 5 点，张全和韩志军医生已经在取供体的路上了……两台肺移植手术在多学科团队紧密高效协作下，成功完成。

术后，胸外科肺移植团队成员魏文学和马泽恒医师每日两次到重症监护室查房，确定个体化治疗方案。

小叶以自己的切身体会安抚哥哥，鼓励哥哥配合治疗。

3 月 26 日，哥哥大刚从重症监护室转出，转到普通病房继续治疗。

2021-04-07

"红胎记"覆脸 26 年，能消失吗？

他每天都期待着，谁能让占据大半个右脸的"红胎记"消失？

谁能将自己从 26 年的容貌自卑里拯救？

呱呱坠地却是右眼失明、右脸长满红胎记

3 月 31 日，河南省人民医院门诊西区 2 楼光动力治疗室里绿光明亮，舒缓的音乐萦绕耳畔。

血管瘤科副主任医师雷红召正带着褐色墨镜，操作着绿色激光照射患者暴露部位的红斑，

一边的注射泵正在精准往患者体内注射光敏剂。

这位患者姓张，今年 26 岁，在众多前来治疗的患者当中属于病情严重的。

张先生说自己一出生就有大面积的粉红斑连着头皮占据了半个头部，特别是面部，从记事起右眼就完全看不见了。

张先生的家人一开始认为红斑是出生时被挤压造成的，长大就会消失了，但是随着年龄的增长，张先生面部的红斑越来越明显，皮肤也逐渐增厚。

"从记事起，我就不爱抬头，因为陌生人总是对我指指点点。没有人解释我的右眼为什么失明，也没有人能说明白我脸上长的到底是啥。"张先生说。

真相令人心惊：雷红召详细了解张先生的病情后，确诊其所患为典型颜面眼脑血管瘤综合征，属于鲜红斑痣中较为严重的一种。

畸形血管导致其眼压增高失明，面部、头部的症状愈发严重。

根据张先生的年龄及病情，专家为他制定了治疗方案。

采用先进的光动力治疗技术消减红斑。

这次是他第二次接受治疗，较最初时，他面部的红色印记已经淡化了不少。

脸上的笑容也逐渐增多。

天南海北的患者慕名前来

血管瘤科的这个诊室不仅吸引了张先生，还吸引了许多远方的患者。

有的来自大洋彼岸，有的来自祖国边疆。

之前，有一位名叫 Wency 美国小女孩慕名前来。她的父母在美国多方打听、深思熟虑了 1 个多月，结合美国权威专家的意见，最终选择到河南省人民医院血管瘤科手术治疗。

疫情防控期间，还有一位父亲担心耽误治疗，带着患病的孩子自行驾车 2000 多公里，从新疆开车至省医。

"天使之吻"并不浪漫的疾病

"这种治疗方法需要具备两个条件，一个是有光，一个是有光敏剂。"雷红召一边测量激光功率，一边详细介绍鲜红斑痣。

鲜红斑痣是一种常见的先天性、良性、不会自行消退的真皮浅层毛细血管扩张畸形，老百姓俗称"红胎记"，也被文艺地称为"天使之吻"。

这种病的患者随年龄增长和身体生长，病灶面积会相应增大，颜色逐渐加深变红、变紫，瘤体增厚，部分呈结节样改变，少数病例增生的结节可呈葡萄状或瘤状，甚至极度扩张而下垂，不经治疗一般将伴随患者终生，对患者心理和生活质量影响十分严重。

鲜红斑痣的治疗一直是皮肤血管性疾病的难题之一。

如何能在不破坏表皮和深层血管的情况下，只"消灭"畸形血管呢？

科室率先在河南引进了这种我国自主研发的光动力疗法。

这种方法通过向体内注射光敏剂，再用激光照射，激发药物发生光化学作用，对真皮浅层病变的毛细血管网进行精确选择，从而破坏病变组织，祛除病变，以达到在治疗的同时也能够有效保护皮肤及正常组织。

早在 11 年前，在科主任董长宪的带领下，省医血管瘤科就成立了河南首个鲜红斑痣门诊，成为中原首家正规采用光动力治疗鲜红斑痣的医疗机构。

由雷红召等一批优秀医生组成的光动力治疗团队，仅从 2017 年至今就接诊患者 1000 余名，为许多患者成功解除了病痛。

适合的才是最好的

光动力治疗方法适合所有鲜红斑痣患者吗？

雷红召提醒，并非如此。

鲜红斑痣的治疗方法包括手术、同位素敷贴、激光照射以及光动力治疗，不同疗法的特点不同。

同位素敷贴治疗作为较传统的一种治疗方法，在破坏病变的同时，一定程度上也会破坏正常色素细胞及皮肤组织，易致色素沉着和脱失、瘢痕、放射性皮炎、局部瘙痒等并发症，因其较多的副作用逐渐被脉冲染料激光治疗所替代。

手术等传统治疗对鲜红斑痣治疗也受限且并发症相对较多。

激光是目前应用较为广泛的治疗方法，但是也具有褪色不均匀、疼痛等不足。

光动力治疗虽然对各型鲜红斑痣均具有良好效果，褪色均匀，治疗时疼痛感较轻，即使小朋友们也可以接受，但也存在一定的局限性。对于增生结节及明显增厚畸形的病变，可能需要激光或手术进行辅助治疗。

适合的才是最好的，技术精湛专业的医护团队，加上合理的治疗方案，加上患者及家属的配合，才是取得良好治疗效果的重要保证。

2021-04-13

"真假羊羔疯"的谜底万分凶险

夜深人静，万籁俱寂，许多人已沉入梦乡。

黑暗中，他却突然坐起。

双手狂乱挥舞、肢体剧烈抽动，意识模糊、呼之不应，仿佛中了某种"魔咒"。

更令人心惊的是，这种"魔咒"每次都是深夜突然发作，症状一次比一次严重……

这不是惊悚小说的情节，而是发生在龙先生（化名）身上的真实经历。

这些离奇症状从1年多前开始，期间他辗转多家医院，最终在河南省人民医院神经内科癫痫中心才找到了"狡猾的真凶"。

难道龙先生所患的就是俗称羊羔疯的癫痫吗？

并不是，"真凶"更加罕见和凶险……

在省医神经内科癫痫中心诊室内，龙先生详细讲述了自己1年多来深夜发病的情况和曲折的治疗经历，主任医师韩雄边听边思考。

据龙先生回忆，病症初期的表现远没有现在严重，刚开始每次深夜发作大概持续30分钟左右，每个月会发作1～2次，并不太频繁。

随后，他先后在当地多家医院进行诊治，由于各项症状和癫痫高度相似，当地医院按照癫痫进行药物治疗。

服药后，症状确实得到了一定的缓解。

治疗似乎找对了路子，但真实情况却很快被"反转"。

"自己的症状似乎和羊羔疯一模一样，刚开始吃药有效果，但奇怪的是，越吃效果越弱，后来干脆吃药已经基本上不见效了。"龙先生百思不得其解。

不但吃药不再奏效，病情也急转直下，龙先生深夜发作的频率急剧增加，从每月1～2次，很快发展成每天至少一次，发作时间从每次30分钟左右发展为每次持续1～2个小时。

1年多来，他身心备受折磨。

患者的病真是癫痫吗？对症药物治疗为何失效了呢？

在癫痫方面有着丰富诊疗经验的韩雄隐约感觉到，真相恐怕并不简单……

不寻常的蛛丝马迹

住院后，龙先生的病症依然每天发作，且十分严重。

但在查房和分析病情时，主任医师韩雄、副主任医师赵婷和主治医师陈亚楠发现了不同寻常的线索。

首先，龙先生发病时间大多在深夜，症状表现和癫痫十分相似，但血糖检查和电解质检查却发现，龙先生的血糖严重偏低，最低时竟然低到 1.4mmol/L，且不止一次报危急值。

经过每 2 小时 1 次的动态血糖监测和零点血糖监测，结果显示，龙先生血糖持续异常偏低，

即使是刚进食后，血糖也仅有微弱提升，随后又快速下降。

此外，还有一处反常引起了专家们的警觉。

发病前后，龙先生经常满头大汗，这与癫痫导致意识不清的症状表现明显不符。

而且，龙先生每次发病的时长明显超过了癫痫发作时间。

在韩雄的指导下进一步完善"腹部磁共振平扫＋增强"，结果让隐藏的"真凶"浮出了水面——胰尾占位性病变，结合临床病史，考虑胰岛细胞瘤。

这是一种发生于胰腺内分泌组织的一类罕见肿瘤，也被称为"胰腺神经内分泌肿瘤"。

其临床症状有多种，与低血糖发展程度密切相关，造成的脑部症状主要表现为头痛、复视、焦虑、饥饿、行为异常、神志不清、昏睡，以至昏迷，或一过性惊厥、癫痫发作等。如不及时治疗，很可能导致永久性中枢神经系统障碍。

对于龙先生这样长期没有准确诊断和规范治疗的患者而言，病情一旦继续发展，很可能出现低血糖长时间昏迷等神经系统不可逆转的损伤。

经过与肝胆胰腺外科等进行多学科会诊后，专家团队为患者制定了治疗方案。

经过充分准备，肝胆胰腺外科主任李德宇、主任医师王连才，主治医师穆森茂，麻醉与围术期医学科主任医师辛维政、器械护士周忙忙等组成团队，为龙先生成功实施了腹腔镜下胰尾部肿瘤切除术。

术后，龙先生的原先异常偏低的血糖很快恢复至正常，之前频繁发作的病症再也没有发生，各项指标平稳向好，顺利康复出院。

韩雄提醒，低血糖和癫痫都可能引起抽搐、四肢强直、意识丧失等症状，且多发于深夜或清晨。但低血糖往往伴有心慌、出汗、乏力、饥饿、头晕等症状，而癫痫发作时一般没有这些症状，血糖值往往也是正常的，二者的区别一定要注意。

2021-04-19

和机器人第 100 次 "牵手"

4 月 6 日上午，在河南省人民医院 A3 手术间，一台机器人手术正在紧张进行。

泌尿外科主任丁德刚介绍说，这是泌尿外科运用第四代达芬奇机器人（XI）开展的第 100 台手术。

患者是年过五旬的赵女士，患左肾肿瘤，急需切除病灶。

医务人员熟练地进行各项准备：摆体位、铺巾、插管、麻醉……

还有一名医务人员在旁边为第四代达芬奇机器人的机械臂套上袋子，推近手术台。

医务人员要为患者赵女士实施达芬奇机器人辅助腹腔镜下左肾部分切除术。

术中，丁德刚在医生控制台转动手柄，灵巧控制机械臂的各项动作，在手术平台上，悬挂的几条机械臂通过事先放置好的管道伸入体内，控制台的屏幕上显示出器械进入身体的高清放大画面，让医生能清晰看到每一步精准操作的情况。

患者赵女士有高血压、糖尿病病史，一直在用药控制，之前还做过子宫切除手术。因此她和家人非常重视健康，隔两年就会详细体检一次。此次体检中发现左侧肾脏有直径约 3 厘米的占位，赶紧到省医就诊。

经各项检查最后确诊为肾脏恶性肿瘤，根据专科指南要求，符合行保留肾单位的肿瘤切除术。

由于患者身体瘦弱，基础条件相对较差，如果进行传统手术，创伤大、恢复慢，而达芬奇机器人辅助腹腔镜下操作，远超人手的稳定性和精准度，明显更适合该患者。

从大屏幕可以清晰看到，丁德刚操作器械臂上下翻飞、闪展腾挪，经过游离肾脏、血管，

夹闭肾动脉，切除肿瘤，缝合肾脏切口，开放肾动脉，一气呵成。

手术耗时 1 个小时 20 分钟左右，肾动脉夹闭仅用时 17 分钟，大大减少了肾单位的损伤。

手术过程中患者各项指标平稳，出血量小于 50 毫升。

在省医，达芬奇机器人正在为患者带来更好的选择，这一切改变始于 2019 年年底。

2019 年 11 月，第四代达芬奇机器人（XI）在省医顺利装机。

邵凤民院长主持开机仪式，他鼓励手术科室的同仁能充分利用先进的第四代机器人平台，真正实现省医常规手术微创化、微创手术智能化、复杂手术安全化。

2019 年 12 月，省医泌尿外科丁德刚主任到解放军总医院机器人手术技能培训中心参加机器人手术培训并顺利获得手术资质。

2019 年 12 月 27 日，省医泌尿外科首次运用达芬奇机器人（XI）完成了一例巨大肾肿瘤根治切除手术。

之后，手术团队相继开展了多例肾部分切除术、前列腺癌根治术及膀胱癌根治切除术等。

截至 4 月 6 日，在完成的 100 例手术中，肾部分切除术 57 例，前列腺癌根治术 19 例，肾盂成型 13 例，全膀胱根治术 4 例（其中原位膀胱术 1 例），巨大肾上腺、肾切除术 7 例。

这无疑是一份亮眼的成绩单。

第四代达芬奇机器人（XI）到底有多厉害？

它是河南省首台安装的最新一代机器人手术平台。

除了拥有 540 度旋转的游离切割器械、裸眼 3D 扩大 10 倍的可视范围和过滤颤抖之精准操作外，又增加了 2 个新特点：一是将头顶悬吊装置与手术平台的灵巧性相结合，使手术车可以放在患者的任何部位，同时可实现腹部四个象限的手术通路；二是配备了更细长的机械臂和更长的手术器械，便于更灵活地建立手术操作通道。

另外，手术车功能强大，其用户画面设计易学易用，分布指导和声音辅助功能使机器入位更加快捷和精准。

医生的经验和机器人的灵敏精准结合，明显提高了患者的手术成功率，尤其是在狭小空间进行高难度时更显优势。

在泌尿外科疾病方面，根据目前国内的文献报道，达芬奇机器人在肾脏肿瘤保留肾单位术式（肾部分切除）、前列腺癌根治术、膀胱癌根治、盆腔淋巴结清扫、输尿管成型等术式中均显示出明显手术有效性和安全性优势。

随着机器人功能的继续开发，人、机、床联动升级，将使未来的器官移植、复杂成型手术等也加入其行列，为更多患者解除病痛、带来健康。

2021-04-22

频繁致腹痛、深度"伪装"，十多位专家联手捕捉"意外"

腹痛时好时坏，高危型 HPV 检查时而阳性时而阴性，活检病理多次认为只是"炎症"。

妇科和病理科专家剥茧抽丝，最终揪出了罕见类型的宫颈癌图片，这种病明确诊断意义重大，关系到手术方式和术后康复……

河南省人民医院 2 号楼病理科专家会诊室，6 位临床病理专家经过反复阅片、研读，最终达成共识，患者的病理诊断为：宫颈胃型腺癌，一种发病隐匿相当罕见的宫颈癌。

这是河南省医学会、河南省医师协会疑难病理会诊中心专家库成员，进行的一次全省病理大会诊。

收到这个病理报告，妇科李雅丽主任医师治疗组成员这才松了口气，决定为患者安排下一步诊疗计划。

究竟什么样的病情，还要去进行全省病理大会诊？

疑云： 病理结果与临床"不符"

原来，50 多岁的彭大姐（化名），半年多前下腹部疼痛，在当地医院检查发现，高危型人乳头瘤状病毒（HPV）阳性，宫颈中度炎症，阴道出血黏液中见少量宫颈管腺上皮细胞，给予对症治疗。

3 个月前，彭大姐又到某三甲医院就诊，发现 HPV 全部转阴，但宫颈依然中度炎症，宫颈管有大量血性物质，伴炎性肉芽形成。

她的腹痛时好时坏。

1 个月前，因为肚子依然作痛，彭大姐来河南省人民医院妇科，接诊的是李雅丽主任医师。

了解彭大姐的病史后，李雅丽不由得提高了警惕：彭大姐 HPV 已转阴，为什么腹痛还时好时坏？体检见其宫颈膨大质脆有出血，以往病理活检为什么报的都是炎症？

要知道，99% 以上宫颈癌都与 HPV 感染有关，难道彭大姐是例外的罕见宫颈癌？

揭开谜底，需要住院进一步检查。

揭秘：这种癌细胞貌似"良善"

李睿主任医师陪着彭大姐到妇科门诊宫颈中心，请陈贵芹副主任医师做阴道镜检查，并根据镜检结果，按规范给予宫颈多点深部活检，组织标本很快传送至病理科。

看到患者曲折的就医经过，病理科主任技师孙廷谊马上组织对标本进行制片。

几十道工序后，一张合格的病理切片被送至诊断组。

诊断组副主任医师郭芳芳发现，宫颈活检标本中散在少量不规则腺体，这些腺体虽然长得"温和良善"，却与正常的颈管黏液腺略有不同。

在请示妇科病理组组长任颖及科主任孔令非后，考虑胃型宫颈腺癌可能，按照病理质控规范，建议彭大姐加做免疫组化并申请全省病理会诊。

很快，全省病理会诊给出专家组意见：宫颈腺癌（胃型）。

就在妇科、病理科全力以赴，揪出彭大姐病情"真凶"的同时，她也在病房向冯宪凌护士长诉苦：护士长，一起住进来的病友，基本手术完都出院了，我的手术咋还不开始做？

冯宪凌护士长耐心向她解释：手术是为了治病，病在什么地方要看清楚了，等病理结果出来再决定手术方式。

提醒：以下蛛丝马迹莫掉以轻心

妇科副主任、主任医师魏利介绍，胃型宫颈腺癌极易转移至卵巢、腹膜等其他部位，对常规化疗方案效果差，除了常规手术切除外，应考虑同时切除双侧附件、大网膜及阑尾等，明确诊断意义重大。

按照诊疗规范，李雅丽治疗组为彭大姐进行了：经腹广泛全子宫切除＋双附件切除＋盆腔淋巴结清扫＋大网膜切除＋阑尾切除＋腹主动脉旁淋巴结清扫＋肠系膜表面结节切除术。

术后病理回示：宫颈胃型腺癌Ⅲ C1P 期（晚期）。

彭大姐术后恢复良好，后续继续进行放化疗治疗。

妇产科学科主任、主任医师王悦提醒，子宫颈胃型腺癌是一种罕见的，有胃型分化的子宫颈黏液腺癌。

其发病率仅占子宫颈腺癌的 1% ～ 3%，临床表现缺乏特异性。

宫颈胃型腺癌病灶隐匿，活检诊断可能呈现多样化，包括慢性子宫颈炎、子宫颈管息肉、子宫颈腺上皮不典型增生以及子宫内膜样腺癌等。

这也是它容易被漏诊的原因。

对于子宫颈肥大伴有阴道流液、接触性阴道流血或不规则阴道流血的患者，当活检结果与临床不符时，应考虑行多次多点精准取材，深部活检甚至子宫颈锥切，以减少早期子宫颈胃型腺癌的漏诊。

2021—04—29

双胞胎鉴定结果揭晓

4 月 29 日，一条新闻冲上热搜，抖音刷到双胞胎 DNA 鉴定结果。

在半小时内热度直冲，上千万多家媒体关注，她们在河南省人民医院做的全同胞关系鉴定……

这事还得从头说起。

河南巩义女孩程珂珂玩抖音时，刷到了疑似自己双胞胎姐妹的张丽。

新闻爆出后，引发了媒体和网友的关注和讨论。

3 月 29 日下午，姐妹俩在抖音上回应，决定进行亲子鉴定。

4 月 20 日，两姐妹在记者的陪同下，来到了位于河南省人民医院门诊东区 6 楼的河南省医学遗传研究所（河南诚信法医临床司法鉴定所）亲子鉴定中心。

司法鉴定人康冰推荐两人进行生物学全同胞关系鉴定。

4 月 29 日，康冰认真为姐妹俩宣读了检测报告。

依据现有资料和 DNA 分析结果，支持程珂珂和张丽具有全同胞关系，且 39 个位点全部一致，支持两者为同卵双胞胎。

"我们俩紧张得一晚上没有睡，就怕不是姐妹。我们相处了这么多天，天呐，怎么办啊！"

程珂珂哽咽着趴在了张丽的肩头。

张丽搂住了她，轻轻拍着她的肩安抚，早已在眼眶里打转的泪水流了出来。

最后，她们用猜拳决定了谁是姐姐，谁是妹妹。

前生注定，今世有缘。

如今，在科技的见证下，她们的关系"亲上加亲"了。

2021-05-06

为肺癌患者移植双肺，全省首例揭秘

肺癌，让人闻之色变。

年近花甲的王老先生更是濒临绝望。

他不仅患上了双肺癌，而且还是罕见病理类型。

在肿瘤细胞广泛侵袭下，双肺严重弥漫性病变，老人躺在病床上奄奄一息。

高龄、体弱、双肺患癌、命悬一线，该怎样逆转厄运？

河南省人民医院胸外科团队给出了答案。

为肺癌患者进行肺移植？能行吗

可行，但难度极高。

摆在王老先生面前的是一条希望尚未熄灭，但也荆棘丛生的治疗之路。

一线希望，最新研究表明对于一些特定肺癌，如弥漫性细支气管肺泡癌。

在排除远处转移后，肺移植手术有希望，收获出其不意的良好效果，甚至比常规抗肿瘤治疗生存时间更久、质量更高。

在仔细询问病史查看影像和病理报告后，胸外科主任魏立为王老先生安排了全球顶尖水准的，全景动态 PET-CT（这部世界首款"重器"于 2020 年率先落户省医）精确了解肿瘤在全身的情况。

万幸的是，检查显示患者虽然双肺弥漫性肺癌，但还没有远处转移和纵隔淋巴结转移。

经过肿瘤科、呼吸科、影像科等全院多学科专家会诊，查阅文献、检索指南、反复推敲。得出结论：患者双肺已完全无法耐受放化疗，免疫等常规抗肿瘤治疗唯有肺移植，才有可能争取一线希望。

"奇迹"逆转生命的 5 个半小时

4 月 18 日，手术时刻专家团队、手术装备尽遣"最强主力出战"最强生命支持系统 ECMO 辅助。

魏立团队历时 5 个半小时，在完整切除病变的双肺癌后，紧锣密鼓成功完成双肺序贯移植手术。

手术后，好消息接踵而至——术后48小时患者相继顺利撤下ECMO和气管插管。

很快，患者已经可以依靠两个新移植的肺完全恢复顺畅自主呼吸。

目前，患者已转入普通病房康复。

生命奇迹，背后靠的是硬核实力

作为依托多学科全程管理、具备丰富经验的河南省人民医院肺移植团队，多年来精细优化临床每一个细节流程。

移植领域难度最高的肺移植围术期死亡率控制居全国前三，每年独立开展肺移植例数处于全国前列。

这次魏立团队成功完成，河南第一例肺癌患者双肺移植手术。

此项重大手术突破，迄今国内完成尚不超过10例。

随着移植技术进步和多学科融合飞速发展，不断扩大着移植的适应证，像跨血型移植、高龄移植、多器官联合移植和肿瘤移植等多项技术的成功开展，都为移植的发展提供了新动力和方向。

此次患者通过肺移植手术迎来新生，标志着全国寥寥无几、河南省第一例肺癌患者肺移植手术的成功开展和重大突破。

随着肺移植技术的不断创新、进步，越来越多的终末期肺疾病患者从全国各地慕名来到河南省医胸外科求医，通过严格把握适应证和规范指南，科学合理地扩大适应证，肺移植团队紧随世界肺移植最新技术进步，努力为特殊类型肺癌患者提供了全新的希望和可能。

2021-06-09

太罕见！羊的病，人也中招了！这事再不提醒就晚了

什么怪病？让有着 30 多年临床经验的资深专家，都直呼"太罕见。"

许多医生更是头一次知道，竟然还有这种病。

得这种病的绝大多数是绵羊和山羊。

但这一次，人竟然也中招了。

这就是神秘而罕见的羊流感

真假心肌炎

一通紧急电话，正打给河南省人民医院心脏重症（CCU）主任张静，电话那头传来豫西某县医院的求助："张主任，我们收治了一名怀疑暴发性心肌炎的患者，请求转到您那里进一步治疗。"

由于深知暴发性心肌炎的严重性，张静立刻通过省医"96195 综合服务平台"协调转运救护车立即出发。

最短时间内，患者从县医院顺利转运至省医 CCU。

患者张先生，33 岁，平日务农，身体健壮，但此时的他高烧超 40℃、意识模糊、呼吸困难、肌钙蛋白、心肌酶等指标明显异常，病情危重。

在严格落实疫情防控要求的基础上，张静主任团队立刻深入系统评估患者病情，做好包括最强生命支持系统——ECMO 在内的所有救治准备。

首先，必须精准查明病因，血常规 +CRP、肾功能 + 电解质、血培养 + 药敏、静息心肌灌注、血流动力学等针对性检查全面展开，但检查结果……却让所有人感到意外！

张先生所患的并不是暴发性心肌炎。

那到底是什么病呢？

详细询问患者生活习惯和病史，一个细节突然引起了张静主任的警觉。

张先生平时在家主要干农活，家里还养了 8 只羊。

"发病前有没有和羊密切接触过？"

"有。前段时间家里 2 只羊流产，我去给羊清理了下。"

"当时戴口罩和手套了吗？"

"没有戴，平时都不戴啊，习惯了。"

没有防护措施，接触羊的排泄物、分泌物……

难道是感染了"布鲁菌病"？

这是一种接触患病牛羊后，可能患上的疾病。

但检查结果，让人又一次"扑空了"，患者并没有感染这种病。

真相越发扑朔迷离，张静主任决定为患者进行感染病原体高通量测序，通过先进技术手段，采用微生物专用数据库比对和智能化算法分析，为疑难危重感染提供快速精准的诊断依据。

令人吃惊的是检查结果指向了一种十分罕见的疾病——"羊流感"。

该病主要由贝纳氏柯克斯体细菌引起，侵袭对象多为绵羊和山羊。它会造成羊自发性流产，能够通过患病牲畜传染给人。

但人和人之间不传染，如不及时对症治疗，很可能威胁生命。

张先生就是接触了患病的羊，因此才中招的，诊断终于有了准确答案。

对症治疗立即展开。很快，张先生发热消退，各项指标逐步恢复正常，目前已顺利转入普通病房即将康复出院。

警惕！这件事一定要注意

许多人可能会觉得"羊流感"这么罕见，离我们还很远嘛。

对此张静提醒：千万不能掉以轻心。

生活中，包括养宠物在内的所有与动物接触的行为，都存在一定程度感染疾病的风险，接触动物时一定要注意做到这些：近距离接触动物时，建议戴好口罩、手套，做好必要的防护，不要徒手接触动物的排泄物和分泌物。

比如，"羊流感"就可以通过羊的气溶胶、空气传播进而传染给人。

接触动物后，一旦出现咳嗽、发热、胸闷、呼吸不畅及类似感冒的症状，一定要及时就医并如实告知动物接触史，避免延误治疗。

2021-06-15

3斤肿瘤占满10岁女孩左胸腔

"爸爸，带我回家吧，万一治不好，你跟妈妈就啥也没了……"

4月21日，看着病床上懂事的女儿，张山（化名）一直垂头丧气。

一想到明天的高风险手术，这有可能是陪伴女儿的最后一天，他的心就像被人捏碎了一样……

"别乱说，你何叔叔说做手术就像睡了一觉，一睁眼，肿瘤就没了。"张山给女儿塞了塞被子快步走出病房"我去找你丁阿姨和杨阿姨。"

张山知道，如果再慢一点眼泪就会夺眶而出，他不想被女儿看见。

意外查出胸部巨大肿瘤，心脏被挤压至右胸腔

张山口中的何叔叔、丁阿姨、杨阿姨，是河南省人民医院胸外科二病区主任何苡、护士长丁倩和责任护士杨凤娟。

他们并不是张山的亲戚，和他也没有半点血缘关系，但是从住院以来，他们给予张山一家人倾尽所能的帮助。

时间要追溯到今年4月……

张山的女儿名叫张月月（化名）她今年10岁。

一次意外摔伤和持续一个月的胸闷气短，却意外查出左侧肺部有一个巨大的肿瘤。当地医生建议月月立刻到省级医院做进一步检查。

当时张山在济南打工，听说女儿患病的消息后，他立即赶回老家，带着女儿和妻子马不停蹄来到河南省人民医院，慕名找到在肺部肿瘤方面有着丰富治疗经验的何苡。

何苡及其团队看到月月的肺部CT检查结果后，心里"咯噔"一下。

这是一个十分棘手的病人，病情严重，而且患者才仅仅10岁。

月月胸部的巨大肿瘤几乎占满了左侧胸腔，心脏受到严重压迫已经被挤到了右侧胸腔！

肿瘤包裹多条主动脉，剥离过程堪比微雕

穿刺及PET-CT结果提示，月月所患为海绵状淋巴血管瘤。

海绵状淋巴血管瘤于纵隔上出现仍属于极为罕见的血管发育异常性疾病，在纵隔肿瘤比例中不足 0.6%。

巨大肿瘤可能已经侵犯血管及周围脏器，加之位置特殊，剥离过程中极易发生大出血、脏器损伤，毫厘之间便可能危及小女孩的生命。

如果选择保守治疗：月月胸闷、气短的状况不仅不易得到改善，并且肿瘤可能还会继续生长，将来连切除的机会都会失去。

要不要放手一搏？

这个问题像一根刺扎在张山心中，也同时扎在何苡主任团队的心中。

"我 5 天瘦了快 10 斤，哪怕能多留孩子一天也值得。"张山和妻子日夜难寐，一边承受着煎熬，一边还要瞒着家人说："孩子没事。"

何苡团队也为月月的治疗披星戴月。

他们反复研究治疗方案，多次组织多学科专家进行会诊，胸外科科主任魏立与何苡主任商讨数次，最终制定出详细严谨的手术方案。对术前准备、术中及术后风险制定了周密预案，尽最大努力保护小姑娘的生命。

4 月 22 日，何主任团队为月月在全麻下行"左开胸胸腔肿瘤切除 + 胸膜粘连烙断 + 左肺上叶切除术"。

术中发现她左侧胸腔局部粘连，肿瘤位于左侧胸腔，起源于纵隔，大小 20 厘米 ×15 厘米 ×15 厘米，足有小孩头颅般大小。

肿瘤胸腔部分呈椭圆形，包膜完整，基底部宽，与主动脉弓及其分支关系密切，左肺和心脏严重受压。

团队的手术精细程度堪比微雕，肿瘤蒂部的切除是手术的难点与风险点，仿佛就是"肿瘤炸弹"的机关一触即发。

"安全拆弹"是胸外科团队的一道铁令。

历经 3 个小时何苡主任、副主任医师朱晓明，主治医师乔通等默契配合将肿瘤几乎完整地剥离下来，重量足有 3 斤之多。

精心呵护，身心都要康复

手术顺利并不等于月月已经脱离危险，术后的危险程度一点也不亚于术中。

丁倩护士长和责任护士杨凤娟接连几天密切守护月月，随时向医生报告最新情况。经过两天的平稳过渡，月月终于脱离了危险。

胸外科一直致力于人文护理，也是河南省人民医院的"人文护理示范病房"。

护理团队为月月制定了个性化的护理方案，从呼吸、运动、营养、心理等多方面关注她的情况。

"跟我一起查房去吧？"杨凤娟护士每天都想方设法，领着月月锻炼身体，鼓励她多运动。不仅身体要恢复健康，也要乐观起来。

无微不至的关怀，让月月和家属感受到了亲人般的温暖。

面对打针、抽血月月非常勇敢，甚至有时候还会安慰心疼她的护士阿姨和父母。

术后，在胸外科医护人员的共同努力下，月月快速康复，术后第6天已平安出院，重返校园，像其他孩子一样享受属于自己的童年。

2021-09-07

刚出生被老鼠咬掉大半个鼻子，30 年后……

3 个月了。

欣红（化名）养成了一个新习惯——每天都要欣赏一下自己的"新鼻子"。

惊心，鼻子被老鼠咬掉

从小到大欣红始终被笼罩在一层让她抬不起头的阴影中。

30 年前，尚在襁褓中的她不幸被老鼠咬掉大半个鼻子。

经过治疗，伤口基本愈合，但鼻子的位置却形成了一个不规则的瘢痕，仅遗留一个畸形的鼻孔既影响呼吸，更影响容貌。

由于家庭贫困直至 2020 年年底欣红才在母亲的陪同下，慕名来到河南省人民医院整形外科。

"左侧鼻翼缺损、右侧鼻孔几乎完全闭锁、鼻中隔发育较差，严重影响其容貌。"

整形外科副主任、主任医师翟弘峰对她的情况进行仔细检查后，认为可以利用额部扩张皮瓣，行全鼻再造术进行修复。

手术比较复杂，周期较长。

"既要恢复鼻子的呼吸功能，还要重建鼻部，使五官协调、达到美容的效果。"翟弘峰说。

为此，他带领赵尚华医师、周星医师等团队成员制定了三期手术治疗方案。

医生帮她"长"出新鼻子

2021 年年初，手术团队先在欣红的额部植入了皮肤扩张器，为下一次手术提供足够多的皮肤组织。

4 月，经过 3 个月的注水扩张，专家团队利用一期手术"额外获得"的额部皮肤软组织，通过精细的修整与缝合，为欣红完成了鼻子再造。

同时，借助专业工具对再造鼻孔进行了支撑，防止塌陷影响呼吸。

20 多天后恢复相当顺利的欣红接受了三期手术，专家团队为她进行了鼻部断蒂术和精细化美容。至此，欣红的治疗顺利完成。

再造鼻子不仅使欣红由原来"一个鼻孔呼吸"变为两个鼻孔呼吸，鼻子外观也恢复了正常，与她的五官十分协调。

"我终于拥有了一个属于自己的鼻子，以后我要勇敢地抬头走路，再也不用忍受异样的眼光了"看着镜子里的自己，欣红感慨万千。

经过 3 个月恢复，欣红的鼻子颜色已由充血发红恢复成正常肤色。

翟弘峰说，随着时间的推移患者鼻部的瘢痕也会逐渐淡化，治疗、美容，两不耽误。

翟弘峰介绍，临床上，鼻部畸形的患者较多，多为先天畸形、车祸、外伤等造成。我们通常根据具体情况，利用额部皮肤扩张器技术、鼻唇沟皮瓣、上臂皮管转移等整形外科技术，帮助患者分次进行鼻部再造或修复治疗。

"当然，全身体表畸形重建、修复、美容都属于我们的业务范围。"翟弘峰介绍，团队主攻修复重建和美容外科两大方向——例如外耳畸形、兔唇等面部畸形、体表肿瘤、瘢痕挛缩修复、性别畸形综合整复等的修复重建；微整形、面部年轻化整形、隆胸、吸脂、会阴整形、毛囊移植等美容治疗。

2021-07-15

医生：1 个月后一定要来！ 10 年后，他来了

医生们为什么如此苦口婆心？因为不时会遇到少数患者，曾经答应过一定遵守医嘱，到复诊那天却变成了"啊，我忘了"。

"啥药？我没吃啊"。张先生（化名）就是这样的情况。

10 年之前，手术医生和他有个约定，但是病好了，他却忘记了……

10 年之后，他不得不再次躺在手术台上。而这一切，本来完全可以避免……

那年，张先生检查出患有输尿管结石，于是在当地医院接受了激光碎石手术，手术顺利完成出院时，医生叮嘱他一个月后，一定要再来一趟，取出体内放置的支架管。

手术都结束了，人也康复了。不知不觉中，张先生竟然真的忘记了医生的嘱咐。

这一忘，十年时间过去了……

虽然张先生经常感到腰部酸痛，但起初轻微的症状，没有引起他的重视，直到出现了血尿，他开始有点慌了，难不成又出现结石了？

来到河南省人民医院泌尿外科二病区后，主任医师单磊检查发现确实是结石，但片子上结石的形状很眼熟啊，这不是支架管嘛。

啥是支架管？单磊介绍，输尿管支架管其实就是一条中空的细软管但作用不可小觑：肾脏积水的引流；术后输尿管管壁的修复，预防输尿管炎性狭窄；刺激输尿管管壁扩张，利于结石排出体外；对于较大结石残留需二期手术治疗的患者，提供良好的手术条件，防止术后结石再次堵塞输尿管继发肾绞痛、肾积水等。

这根支架的"保质期"原本只有 1 个月，需要无创手术取出。

忘了取会怎么样？超期服役的支架管会变脆变硬，而且其独特的 J 型弯勾，会成为结石的核心，结石附着其上深深地扎进肉里不仅难以取出，也会不停地伤害输尿管造成疼痛、血尿等症状。

如今，张先生的结石更加严重，医生不得不分两段取出支架管，一段通过尿道取出，另一段只能在肾上打个洞取出来。

手术后，医生告诉张先生为了防止术后输尿管狭窄，我们又放了一条支架管进去，这次可千万不能忘了。

2021-09-14

全身溃烂，换药如同"剥皮"，他 31 天后重生

全身皮肤破溃糜烂，脓液伴着恶臭，流出水泡、红斑，疼痛、寒冷，坐不能坐，躺不能躺，每天都是在活受罪。

近日，河南省人民医院 ICU 五病区医护人员收到了一位 75 岁老人的感谢信和锦旗。

虽然这不是该科室第一次收到患者的感谢，但是这位老人的经历与身心遭受的痛苦非同一般，令医护人员印象深刻。

31 天，老人从绝望轻生到喜极而泣，医护人员也经历了迷茫、失望，最后重拾信心，诊疗，也许还是一个肝胆相照的过程。

7 月 21 日，来自商丘的 75 岁老人因为全身大面积感染被紧急转入河南省人民医院重症医学科中心 ICU 五病区。

一个多月前，老人全身大面积起水泡，随后破溃，不断有组织液体向外渗出。

没过多久，老人的皮肤便出现了感染，全身通红，新痂落老痂，脓液黏附在破损的皮肤上。

不仅如此，老人身上还散发出一阵阵恶臭。甚至，过路人因为自己流脓的皮肤和散发的臭味，不禁干呕。

让老人痛苦的还不仅于此，剧烈的疼痛和全身无力也无时无刻不在折磨着他。坐不成、躺不成，睡觉成了问题。身体的病痛和内心的煎熬让他感觉每天都是活受罪。

转入 ICU 当天，虽然对老人的情况有了心理预判，但是见到他的时候，所有医护人员还是措手不及。

病区主任代荣钦、主治医师张雪艳、护士长卫晓静和景孟娟也都不免一惊。

"老人的眼睛里都在流脓。"

该如何治疗和护理？成了摆在所有医护人员面前的难题。

由于皮肤屏障被破坏，患者面临失温、感染等风险，大家将老人安置在独立

病房。白蛋白低，低钠血症，皮肤多重耐药菌感染……

老人的多项指标显示异常。

代荣钦和张雪艳迅速组织会诊、确定治疗方案。老人所患为重度寻常型天疱疮。

这是一种自身免疫性疾病，为表皮细胞松解引起，以皮肤、黏膜起大疱为特点。这种病依然是皮肤专科治疗及护理难点。

根据老人的情况，抗感染是治疗关键。张雪艳一边查询文献，一边结合实际调整用药。

1毫升的改变，可能是就是整个病情的逆转。在老人住院的31天里，医生们11次院内会诊，2次远程会诊，大家一遍遍查看患者病情，一次次调整治疗方案。

老人的痛苦也给了医护人员重压，老人常常哭诉家中还有百岁老母亲需要照顾，感叹自己不能尽孝，医护人员看在眼中，急在心里。

团队尝试了不下10种治疗方法，药物精准到以毫克调整，但是治疗效果甚微时，张雪艳说自己的心态濒临崩溃。

是不是真的治不好呢？到底哪里出错了？

张雪艳来到老人身边，把治疗情况和心里话告诉了他。老人说："我这个样子，估计没多少人愿意治。你们比我的亲闺女还亲，治成啥样我都不怪你们。"

科室与全国皮肤病专家、感染科专家远程会诊，治疗方案得到了权威专家的肯定，这给了张雪艳不少信心。

三分治疗，七分护理，内外兼治才能获得良好预后。拥有国际造口伤口治疗师认证的卫晓静在处理皮肤创伤方面经验丰富。她和景孟娟对老人十分上心，专门成立了一个9人的照护小组。

老人皮肤的结痂和脓液严重影响药物吸收，她们便和张雪艳、责任护士们一起给老人清洗。整整洗了3个多小时，大量污物将清水染浊。

他们又为老人消毒、上药、包扎，老人身上几乎没有一寸完整的皮肤。

最难的是换药。被体液渗透的辅料经常会和伤口黏连在一起，医护人员需要先将纱布小心剥离，再重新上药。"前几次换药就像剥皮一样，我们几乎是一毫米、一毫米地进行。"

就这样，医护咬牙坚持，互相鼓励。大家为老人创新制作"保温棚"、"包扎马甲"，时不时还去跟他对唱戏曲、进行康复训练等。

20 天后，老人的情况明显好转，不仅感染得到了控制，并且新的皮肤快速生长，不少小伤口已经愈合。

31 天后，老人全身的皮肤几乎焕然新生，脓液、破溃、异味消逐渐失。老人随之安全出院。

近日，患者打来视频电话，感谢医务人员的付出。回忆起之前的痛苦过程，老人不禁落下泪水。

2021-09-26

新术式破解"绝症"难题

要命，瞬间呕血 1000 毫升。

这是乔大爷第 9 次住院，回想起那一幕，乔大爷的儿子依然心有余悸。

"他大口呕血，一会儿就呕了四次，出血量足有 1000 毫升，可以装满整整两个矿泉水瓶。"

虽然一路陪着父亲与病魔抗争，但这一次发病，来势格外凶猛，乔大爷的儿子觉得大事不好……

乔大爷今年 61 岁，患有乙肝多年。

2 年多前，他就因肝硬化数次呕血，多次住院治疗。

1 年半前，乔大爷又被查出肝恶性肿瘤。

这次入院，十万火急。

急待解决的还是消化道大出血问题。

窘境！当常规操作无计可施……

9 次住院，多地辗转，看着乔大爷厚厚的病历，河南省人民医院血管外科副主任医师李卫校陷入思考。几年间，为了保命，乔大爷做了各种针对性治疗：食管－胃底静脉血管套扎术、脾动脉栓塞术、灌注化疗，等等。

但疾病仍然不断进展，乔大爷已经出现了门脉海绵样变性，门静脉主干完全堵塞。

这意味着，常规治疗门静脉高压的介入手术 –TIPS 无法通过阻塞的门静脉，搭起血流的快速通道，因此这种病也称为"非癌症性的绝症"。

"能否避过阻塞的门静脉主干，直接在肠系膜上静脉和下腔静脉之间建立起快速通道呢"。

对着 CT 片子冥思苦想时，一个新思路在李卫校头脑中闪现，这个大胆而又从未有人实践过的想法，得到了血管外科主任翟水亭及全体医师的大力支持。

一次次的团队探讨就此展开：从解剖层面的可行性，到手术的适应人群，再到手术入路的具体操作，可能出现的术中风险……

讨论越来越深入、具体，手术方案也越来越完善、清晰。

经过充分术前沟通，血管外科团队为乔大爷实施手术，腹正中小切口，暴露肠系膜止静脉，从一支细小的肠系膜上静脉分支血管开始，送入导管、血管造影……

一路向上，"架桥修路"穿刺、球囊扩张、植入支架……

新的通道建成。

肠道的静脉血引流顺利，压力下来了，手术成功。

深受振奋的省医血管外科团队，将这一术式命名为，经肠系膜上静脉肝外门体分流术，简称 TEPS。

在此后数月，省医血管外科团队陆续，为 12 例患者进行了 TEPS 手术，手术均获成功。

而且，经过科技查新，该术式在国内外未见报道为全球首创。

2021 年 9 月，TEPS 术式论文通过优先发表通道，在中华医学会期刊正式发表。

李卫校介绍，除了适合门静脉海绵样变患者，该手术还适用于急性广泛性门静脉血栓的病人。

相比传统常规术式 TEPS 手术具有创伤更小、安全性更高、精准性更强，适应证相对更宽等优势。

2021-10-11

专家团队在 *Diabetes Care* 发表最新研究成果

2021 年 10 月 7 日，河南省人民医院内分泌科袁慧娟教授团队在国际著名期刊 *Diabetes Care*（IF 19.112）在线发表了题为 "Characteristics of the Gut Microbiota and Metabolism in Patients with Latent Autoimmune Diabetes in Adults：A Case-Control Study" 的研究论文。河南省人民医院为该论文的第一作者单位和独立通讯作者单位，袁慧娟教授为通讯作者，内分泌科方圆圆主治医师、上海交通大学张晨虹研究员、内分泌科研究生石宏彩为共同第一作者。

成人隐匿性自身免疫性糖尿病（LADA）是一种以成人发病、胰岛 β 细胞缓慢破坏、发病早期不依赖胰岛素治疗、自身免疫抗体阳性为主要特征的 1 型糖尿病的特殊表现类型，该疾病的发病机制目前尚不清楚。

该研究以肠道菌群为切入点，对年龄和性别匹配的 30 例 LADA 患者、31 例经典 1 型糖尿病患者、30 例 2 型糖尿病患者和 29 例健康人的肠道菌群以及粪便和血清代谢物进行了比较，首次发现了 LADA 患者的肠道微生物群及其代谢物的结构和组成与健康人及其他类型糖尿病患者明显不同，其短链脂肪酸产生菌丰度最低。

值得注意的是，LADA 患者的肠道菌群结构与自身免疫抗体 GAD 阳性的经典型糖尿病患者更相似。同时发现了 7 个血清代谢物模块和 8 个粪便代谢物模块，它们在 LADA 组和其他组之间存在差异，与患者自身抗体水平、HbA1c、胰岛功能及炎症因子等相关。肠道菌群和代谢物可能参与 LADA 的发生发展，未来可探索调节肠道菌群及相关代谢物是否可以影响自身免疫性糖尿病，为今后 LADA 发病机制的深入研究及治疗策略提供了新视角。

袁慧娟教授团队长期致力于肠道微生态与内分泌及代谢性疾病相关机制领域的研究。近年来，先后开展了"以肠道菌群为靶点的膳食营养干预治疗糖尿病""粪菌移植治疗肥胖及糖尿病并发症""菌群垂直传递对子代早发糖尿病的影响"及"肠道菌群与自身免疫性甲状腺疾病"等系列研究，获得 4 项国家自然科学基金资助，重要研究成果在 *Diabetes Care*、*Microbiome*、*mBio*、*Hepatology* 等杂志发表。

2021-10-22

全身血换了4遍！ 13岁女孩苏醒后写下一句话

10月20日8时2分，小儿外科副主任医师王晓晖，正在病房参加科室的早交班，手机突然响了。

一接起来，一连串儿的催促就在听筒炸响。

"快来，快来，快来"打电话的是儿童重症监护病房（PICU）的程东良医生，他急得叫了出来。

一定是有特别紧急的患者。

王晓晖连电梯都不敢等顺着步梯，一口气跑到PICU门口。

重症病房里，急等救命的孩子名叫小鱼，是个刚满13岁的小姑娘，两天前，小鱼感觉腹部时有隐痛但忙于功课，她并没有在意，一天后，疼痛就剧烈到令她难以坚持。

到医院检查发现：左肾上方有占位病变且有出血，可能当地医院见情况严峻，连夜将小鱼转运到河南省人民医院。

此时，小鱼躺在病床上，腹部膨隆，皮肤张力极高，面色苍白，脉搏微不可及，虽然大量补液，血压还是维持不住，一路下跌，血氧饱和度仅有70%，意识模糊处于休克边缘。

与正常人的手相比，患儿的手惨白，王晓晖立刻对孩子进行腹腔穿刺，这是一种紧急诊断的手段，随着穿刺针出来的是鲜红、未凝固的血液，这意味着小鱼体内此刻还在大量出血！

情况危急。

如不立刻手术孩子必会失血而死，可能连30分钟都挺不过去，监护室外接到"病危通知书"的奶奶扑通一声跪了下来哭着哀求："救救她，她才13岁啊！"

救！有一丝希望也得救。

从决定手术开始，医院各相关科室立刻行动起来。

这边王晓晖、程东良与麻醉师张琳、护士胡亚利无缝对接、左右护航，推着小鱼往手术室一路飞奔。

那边小儿外科主任张书峰和王霖、贾梦楠等手术医生也从病房快速向手术室汇合，刷手、更衣、准备上台。

抵达手术室后手术室尹红梅、刘宁两位护士长带领护士快速建立静脉通路，摆好手术体位，8 时 50 分，手术正式开始。

尽管多位专家同时坐阵，但手术的凶险程度让所有人感到震惊。打开腹腔后，只见鲜血立刻涌出，除了腹腔大量陈旧性积血及凝血块，依然存在活动性出血，手术视野一片模糊，根本无法准确判断出血点。

为了止血，王晓晖医生只能用手大致压迫出血方向，直到手都压麻，也不敢松开。

患儿术中血压长时间无法维持，因病情危急，麻醉与围术期医学科主任张加强上阵指导麻醉，密切关注术中生命体征。

术中，小鱼的血红蛋白一度掉到 2 克／升，血压只有 40/35 毫米汞柱。

为了止血，填塞血垫用掉了 71 块。

累计出血达 12000 毫升。

而一个 13 岁的孩子，总血量也就是 3500 ～ 4000 毫升，凶险可想而知。

台上的医护人员急出了一身汗，急得浑身冒汗的还有输血科的工作人员，为了维持生命体征，医生要持续为小鱼补液、抗休克、输血、升血压，为了保障术中用血，输血科、麻醉科一直在多方协调，电话就没有停过。

患儿出血装满了 4 个容积为 2000 毫升的容器。

术后统计小鱼术中累计补血补液达 13000 毫升，相当于全身血液换了 4 遍。

随着术野的清晰，医生也找到了准确的出血位置，那是位于腹腔深处、腹膜后部，肾门处的一根血管。

术中探查还发现小鱼左肾已被肿瘤占满，并侵犯脾脏、胰腺。此次惊心动魄的大出血就是肿瘤破裂导致的。术中，医生精心缝合了破裂血管，多学科密切配合，将病灶彻底切除。

16 时，手术圆满结束。整整 7 个小时，多学科联动，医护团队争分夺秒，精准诊疗，生死竞速，终于将少女小鱼从"鬼门关"抢了回来，在场医护人员都像打了胜仗一样倍感振奋。

10 月 22 日上午，病床上的小鱼向医务人员要了纸和笔，写下了"今天我还要考试"。

2021-10-25

头皮被掀掉1/4，几乎毁容，手术修复竟然不留痕迹

一场车祸，头面部几近毁容，两次手术，患者恢复了原貌还有了不一样的体验。

深夜，伴随着救护车急促的警铃声，王女士被紧急送到了河南省人民医院，由于骑电动车发生车祸，王女士被拖行数米头面部大面积挫裂需要紧急治疗。

正在值班的整形外科副主任医师靳君接到通知后迅速赶往手术室，严重的外伤让人看见就心头一震，将近四分之一的头面部被掀起，仅剩一点皮肤相连，露出的额骨清晰可见，整个右眼球无眼睑遮挡，完全暴露。

紧急检查发现，所幸颅骨没有骨折，右眼眼球本身并未受损，患者暂时没有生命危险，ICU稳定患者生命体征后，经过紧张而忙碌的术前评估，高难度修复手术刻不容缓。

手术最难之处在于要在不影响患者容貌的前提下，对受损的头皮进行全面修复。

第一步，清洗伤口。

必须保证伤口得到彻底清洗消毒，因为受伤时与地面摩擦，许多泥沙深深嵌进了皮肤，清理时稍有遗漏，后续就可能发生严重感染。

第二步，将组织复位。

撕裂挫伤不同于切割伤，伤口的边界大都不整齐，缝合时要对齐发际线、前后眉端保证皮肤完全贴合。

另外，患者的右侧眼睑全层受损，必须精确修复眼睑各个层次，否则即使恢复原貌，右眼正常功能也难以恢复。

手术操作的容错率几乎为零，靳君和同事们顶住压力、密切配合，抽丝剥茧将所有结构一一复位，整个过程持续了6个多小时。

第三步，抗疤痕治疗。

美容修复的头号敌人就是瘢痕组织。为此，手术选择采用美容线，美容线比一般手术线细，术后能够被人体吸收，免去了拆线的问题。

在随后的日子里王女士严格按照医生嘱咐，使用抗疤痕药物护理伤口，随着时间的推移王女士再次来到省医复查时，已经几乎看不出她的头部曾经有过恐怖的伤口。

复查后，靳君为王女士进行眼部修复，同时为左眼做了双眼皮手术，通过巧妙操作把左眼取出的脂肪组织，填补到受伤的右眼睑改善了凹陷，这样一来，王女士的眼睛显得更加对称美观。

治疗顺利结束，王女士十分欣喜，专程制作了一面锦旗，送给技术精湛的医护人员感谢河南省人民医院整形外科团队守护健康、守护美丽。

2021-11-05

机器人辅助，精准捕捉肺结节

10 月 26 日，呼吸与危重症医学科主任张晓菊带领呼吸内镜介入团队，利用 Ion 肺部微创活检机器人，成功为患者实施了机械臂控制支气管镜引导下肺结节活检术。河南省人民医院成为全国首批应用这种更灵活、更精准、更快捷肺部活检诊疗的单位。

患者 67 岁，胸部增强 CT 提示，右肺上叶有一结节迫切需要明确其性质。

但这一结节生长部位靠近肺部外周，传统支气管镜下操作难以到达并获取组织样本。

入院检查后，张晓菊团队详细讨论并进行了多学科会诊。考虑到王老先生的身体状况及结节特殊的生长部位，采用全新的 Ion 肺部微创活检机器人取样技术，成了最优的选择。

这种全新的技术相较传统支气管镜，有着先进、灵活、安全、快捷的优势。它的导管外径仅有 3.5 毫米，还可以 180°旋转移动。

这意味着导管可以到达更远、更细的支气管，能够探清更加复杂的肺内环境取到距离胸膜、血管、心脏更近的目标组织，几乎做到了肺部活检取样的无死角全覆盖。

长久以来，手持式操作一直依靠经验丰富、双手稳定的支气管镜医师。

如今有了智能操控台，还有超清大屏的加持，医师只需要熟练掌握机械臂的使用技能就能达到追平，甚至超越"老医师"的水准，先进的 3D 立体成像技术和光纤传感器技术也融入其中，这相当于给操作医师提供了更加清晰、更加全面的肺内导航，操作医师对目标组织形状、位置、性状的判断也更加准确。

在麻醉科医师的默契配合下，张晓菊团队为患者实施了手术。

术中，副主任医师张群成操控机器人导管沿着计划的路径导航，准确到达目标位置。

在透视和超声确认后成功完成了活检取样送检，为后续治疗奠定了坚实的基础。河南省人民医院呼吸与危重症科为河南省呼吸内镜诊疗质量控制中心，也是中国医师协会呼吸内镜培训及认证基地。呼吸内镜介入团队此后也将持续推广械臂辅助导航支气管镜系统的手术技术，提升肺部疾病介入诊疗的综合水平，使更多患者尽早获益。

2021-11-10

全球第8例，国内首例！1/1000000 的罕见病

病情越疑难，越需要医者的"硬核实力"。

发病率 1/1000000 的罕见病却被医生一眼准确诊断。

原以为无药可医的先天性基因遗传病，竟得到了明显改善。

作为国内首例采用靶向药物成功治疗该病的患者，小周姑娘说"这是她出生20年来，活的最畅快的日子"。

治疗前破溃糜烂的皮肤，因为从出生就浑身潮红皮肤不断破溃糜烂，小周多年来一直四处求医却始终没有改善。

为躲避别人异样的眼光，她不得不把自己裹得严严实实。

烂的皮肤可以盖住，可气味却难以遮掩，每到夏天气温升高，小周出汗后总会散发难闻的味道。

因为这个，她不得不"离群索居"的生活，没有朋友、很少社交甚至丢了工作。

听完小周陈述病史，河南省人民医院皮肤科主任医师国家级知名专家李振鲁敏锐判断，这很可能是罕见的基因突变所致的先天性疾病，立刻叫来研究遗传性皮肤病的副主任医师王建波共同为小周会诊。

细细查看小周体表，只见小周身皮肤干燥潮红，四肢及手足背多发环状鳞屑性红斑，红斑边缘像被谁特意勾勒过一样，都有着明显的双层边儿。

这些特征和一种发病率极低的罕见病十分相似——内瑟顿综合征。

"这个病只要见过一次，一辈子都忘不了，但如果没见过，那就很难诊断。"因为几年前曾在文献中读到过。王建波留下了极深刻的印象，可资料显示，内瑟顿综合征另一显著表现是患者头发会呈竹节状、容易断。但眼前的小周一头长发乌黑顺滑并无异样。

这让王建波颇有些困惑"你头发长的还好吗？"

片刻迟疑后，医生还是问出了这个问题。

小周听闻惊讶地将手伸到头顶慢慢摘下了假发。

只见发套下边，小周自己的头发长短不齐，枯黄而凌乱。

皮肤镜下细看，每根短短的发丝上都有数个竹节一样的结节，完全符合竹节样毛发的表现！

随后的基因测序更是完全验证了医生的诊断。

内瑟顿综合征是一种严重的常染色体隐性遗传病，虽然父母身体都健康正常但都非常小概率地，分别携带有一个致病基因，进而导致小周出现 SPINK5 基因突变。

尽管找到了病因，但因为过于罕见且是遗传性疾病，查遍所有专业书也没有明确的治疗手段，

小周的心刚燃起希望，又坠入谷底。

"以前是茫然的受苦，现在是清醒的难受。"

但王建波却另辟蹊径，想到了一个可以迂回的创新思路，仅从小周的外在表现上看，病史超过 6 个月反复发作的颈部，四肢湿疹样表现，瘙痒明显……

这同样符合，中国成人特应性皮炎的临床特征，能不能按特应性皮炎对症治疗呢？

目前国内外有治疗特应性皮炎的靶向药物，带着这个想法查文献果然看到国外刚有学者尝试，应用靶向药物治疗内瑟顿综合征，根据所报道的患者来看，治疗效果明显，经过与小周和家属充分沟通。今年 4 月，小周第一次接受了靶向生物制剂的治疗效果令人惊喜

治疗 4 ~ 10 周后，破溃的皮肤开始愈合、逐渐正常。

据最新的查询结果，目前，像小周这样应用靶向药物治疗成功的世界上仅有 7 例，小周是第 8 例，也是国内第 1 例。

2021-11-16

"电磁"指路，精准消灭肺部"叛徒"

多发肺结节，如何在切除结节的同时，尽可能保留肺部组织？

这对外科医生来说，一直都是棘手的难题。

近日，河南省人民医院胸外科魏立教授团队，在全省率先应用多发肺结节电磁导航综合处理系统，快速精准定位病灶位置，并无缝衔接完成微创胸腔镜手术。

患者术后仅3天，便回到工作岗位，极大提高了多发肺结节的手术效率和手术精准性。该患者CT显示双肺结节6～7毫米，经多学科团队会诊后认为肺癌的可能性较大全面综合考量后，胸外科团队决定运用先进的LungCare电磁导航支气管镜技术，为患者实施免插管双侧肺结节手术。

术前，LungCare电磁导航技术仅20秒就完成注册配准。在磁导航的实时引导下快速精准定位病灶位置，完成肺结节染色定位后流畅为患者转换体位，行双侧免管微创胸腔镜肺段切除。

术中，快速病理考虑恶性，专家团队又在1小时内顺利完成了双侧肺癌根治术。

术后，患者康复良好，3天后便回到了工作岗位。

魏立介绍：过去面对多发肺结节，外科医生通常倾向于采用肺叶切除的方式，难免会损失多一些的肺组织。现在，有了电磁导航技术，多发肺结节手术不再棘手。

在LungCare电磁导航气管镜技术的支持下，面对多发结节，胸外科医生可以在精准路径规划下，游刃有余地将不同位置结节一次全部定位。保障手术效果的同时，为患者精确保留每一寸正常的肺组织。

该技术，也为多发和高龄肺结节患者，开辟了"微微创"治疗的平台。

何为"微微创"治疗？即采用先进的微波消融，对肺结节进行精准切除。

魏立介绍，微波消融与射频消融相比，半径从2厘米缩小为2毫米，非常适合清除多发肺结节或靠近肺门等部位的一些小结节。

在保证手术效果的同时，不需要切除任何肺部组织，患者不需导尿、不需插管。

手术一般不超过30分钟，术后48小时内即可出院。能够极大改善患者的就医体验。

2021-11-19

会"变脸"的奇怪病

"疾病就像一条蛇在我身上乱窜，先是对着肾脏来了一口，接着缠上了心脏，最后在皮肤下乱爬，让人彻夜难眠，几近精神错乱。"

"幸好河南省人民医院的大夫见多识广，否则我可能早就没命了。"

水肿？来自肾脏的警告。回忆起过去一年的就医经历王先生仍心有余悸，那段时间，王先生的腿一按一个坑，眼睛肿得像铜铃，四肢一天比一天黑。

2020 年 3 月份，王先生因为严重的水肿到医院就诊。

第一次住院，王先生的肾脏问题严重，不仅有双肾结石，还有膜性肾病。

同时 CT 检查发现，王先生的胸腺还有一块肿物。

但此时他的肾脏，就像被戳破的气球一样，白蛋白不停地流失，暂时无法手术。

从 3 月到 8 月，王先生 3 次住院，几乎每天都在病房中度过，好在通过药物对症治疗，肾病得到了控制。

心累？这是疾病累及心脏。

肾病好不容易控制住了，王先生暂时松了一口气。

也许是最近看病太累了？王先生总觉得最近有些疲惫，逢人就说"心累"。

起初他认为多休息一下就好，但很快发现这不是一般的疲惫。

双手无力、胸闷气短、吞咽困难、不能平卧，连吃饭睡觉都成了问题。

河南省人民医院神经内科，中枢神经系统感染性疾病亚专科主任李玮诊断后认为，王先生属于重症肌无力合并有胸部肿物，很有可能是胸腺瘤，在神经内科治疗过程中，一次常规的心电图检查，让他的主治医生刘慧勤惊出一身冷汗。

尽管王先生各项生化指标基本正常，但心电图却提示：急性心梗，王先生甚至存在猝死风险。

严重疾病一个接着一个，对症治疗立即开展，手术切除胸腺瘤，药物控制重症肌无力，专家团队多管齐下，病情再次得到控制。

可是，新的"险情"再次出现……

大夫，我皮肤下有蛇。

出院不到 1 个月，王先生又找到了李玮主任，只见王先生的皮肤竟然肉眼可见地在跳动。

仿佛有一条看不见的蛇，在他皮肤下不停游动，同时还伴有疼痛、失眠、视物不清等症状。

李玮判断千变万化的疾病必定有一个源头，反复思考和分析后李玮主任突然想到了一种罕见的疾病——莫旺综合征。

这是一种极少见的自身免疫性疾病，主要表现为受累肌肉无规律的收缩、痛性痉挛、无力、多汗、肢体瘙痒、失眠及精神错乱，最早于 1890 年报道。临床表现包括周围神经、自主神经、中枢神经系统症状，伴有频繁失眠。

检查证实莫旺综合征后，从免疫系统的角度"追凶"一切都说得通了，导致王先生莫旺综合征的根本原因其实只有一个：胸腺瘤，B2 型（皮质型胸腺瘤）。

由于肿瘤破坏了胸腺，导致王先生免疫系统紊乱，从最早的肾病到后来的急性心梗，重症肌无力肌肉抽搐都是免疫系统紊乱的结果。

在李玮及其团队的对症治疗下，目前王先生各种症状，均得到了有效控制并顺利出院，逐渐恢复了正常生活。

2021-11-22

15 岁少年，心脏骤停！扑朔迷离的病因背后

10 月 11 日下午，连霍高速上一辆救护车正从豫东往郑州方向，一路疾驰。

车上濒死的少年，几个小时前，还在体育课上，生龙活虎的奔跑嬉闹。然而现在，呼吸机辅助下微弱起伏的胸腔，让所有人都在为年轻的生命，捏着一把汗。

随车医生又一次焦急地拨通河南省人民医院心脏重症医学科主任张静的电话："15 岁，男，学生，姓名阳阳，突然出现呼吸、心跳骤停，意识丧失，怀疑是暴发性心肌炎。"

"让孩子来，快来。"电话这端是张静沉稳坚定的回答。

"暴发性心肌炎"让很多人谈之色变，但在河南省人民医院对暴发性心肌炎的治疗，已经走在了世界前列，治愈率达 90% 以上。

张静带领的 CCU 团队，更是为此病的标准化诊疗贡献了"河南经验"。

是不是暴发性心肌炎？

拿到阳阳的检查结果后，张静很快发现问题。不对，肌钙蛋白、心肌酶均无明显增高，这并不符合暴发性心肌炎的表现，与此同时阳阳的病情却越发凶险。

从发病开始，他一直意识模糊，并数次出现心源性休克、呼吸困难，血压全靠去甲肾上腺素泵入维持。

一道道病危通知书，让守在重症病房门外的父母如坠深渊。

是不是扩张型心肌病？

病房内，专家为查找病因穷追不舍，超声显示阳阳双侧心室扩大，收缩功能减退。是不是扩张型心肌病呢？

为明确病因，张静邀请超声科袁建军主任共同会诊。然而，导致心脏扩大的常见因素，扩张型心肌病，缺血型心肌病致心律失常心肌病……在阳阳的身上统统不存在。

模糊不明的真正病因，无法闭合的诊断环，让经验丰富的专家困惑不已。

是不是遗传因素导致的？

会不会是遗传因素导致的呢？

在新一轮的专家会诊中，张静提出了新的诊断思路，这一想法得到了医学遗传研究所廖世秀主任的大力支持。

追查病因刻不容缓，对阳阳的抢救更是一刻也不能停。

主治医师胡振杰，几乎昼夜不息守在阳阳身边，在PICCO监测指导下不断调整血管活性药物，帮助进行自主呼吸锻炼，跟进心脏康复、营养干预等综合治疗。

在大家共同努力下奇迹出现了。

几天后阳阳病情逐渐稳定，不仅顺利脱离呼吸机支持，意识也渐渐清晰，年轻的心脏重新有力地跳动起来。

与此同时，新的检查结果从医学遗传研究所传来，通过对阳阳及父母进行全外显子组测序，筛查遗传代谢病发现阳阳患有一种，罕见的常染色体隐性遗传病——丙酸血症。

这是一种先天性有机酸代谢障碍，临床表现复杂、缺乏特异性，极易误诊。

早发型患者多在婴幼儿期死亡，晚发型者患者症状轻微，生存期较长。

但丙酸及其代谢物前体长期不正常地蓄积，会累及身体多器官受损，其中最主要的中远期并发症，同时也是常见的致死原因其中就包括，扩张型心肌病和心律失常。

而回顾阳阳病史发病前，学业之余为补充营养，他曾大量食用富含蛋白质的"生蚝"。

高蛋白饮食诱发急性代谢紊乱，导致体内酸性物质代谢出现障碍，体育课上剧烈运动，更加剧了心脏负担。

一连串诱因相互叠加像蝴蝶的翅膀，在丙酸血症的催化下，最终掀起一场生命的"滔天海啸"。

至此，这场多学科协同诊断，致病"真凶"终于水落石出，萦绕在张静主任心头的诊断环终于闭合。

目前，阳阳心脏功能恢复良好，已转入康复医院接受高压氧治疗。

出院前，针对阳阳特殊的病情，专家们一起为他开出一份"健康护身符"，叮嘱他以后要低蛋白、高热量饮食，限制天然蛋白质摄入，遵医嘱服用维生素、左卡尼丁促进丙酸及其衍生物的排泄，通过饮食、药物治疗，病情可以被有效控制，阳阳的未来依然充满阳光！

2021-11-30

藏在口袋 20 余年的手，有一个"心结"

30岁的李先生(化名)总爱右手插兜，从小到大与他握过手的人更是寥寥无几。如果这次不是要治手上的病，估计就连医生也很难见到他的手。

其实，李先生并非不愿与人接触，而是自己的右手实在让他觉得惭愧。

这两年，但凡见过他右手的人，无一例外，都会被吓一跳。

就连自己的孩子，如今也开始或多或少的回避，与他尽量减少肢体接触。

"别人咋看都无所谓，但是看见自己孩子的那种神情，我比刀割还难受。"

终于，李先生鼓起勇气走进了省医血管瘤科主任董长宪的诊室。

大大小小的疙瘩，从他的指腹长至小臂就像挂串葡萄，手指仅剩指端处可勉强识别，其余部分又粗又紫。

这只"葡萄手"让李先生饱尝了人间冷暖，虽然只是偶尔的胀痛不舒服，对工作和生活也没有太大的影响，但他几乎天天需要与人解释，更是时不时遭受别人的冷落。

过度的关注、追问，让李先生倍感压力，议论和避而不及则让他深陷自卑，久而久之，他的这只"葡萄手"就像"长"在了衣兜里 。

李先生的病已经持续了 20 余年，幼年时期他发现自己右上肢长出了蓝色的小包，在当地医院进行手术治疗，把当时最大的蓝色包块切除。

未曾料到的是李先生身上的包块越来越多，个头越来越大逐渐爬满了手臂。他也曾辗转多家医院就诊，但每次都失望而归，医生只告诉他这叫海绵状血管瘤，但是如何医治却是束手无策，因为只要一个不留神，李先生的右手可能就会丧失功能。

既然不疼不痒，那就不管了，这一放两三年过去了，直到最近孩子的一个无意动作，刺痛了李先生的心，他下定决心要医治。

有一次，他本想顺手抱起年幼的孩子，但孩子却躲开了，他又试图拉起孩子的手，这一次孩子直接哭了。

后来，孩子有意无意地回避和他拉手，自己孩子的"距离"让李先生逃无可逃，医生合力摘"葡萄"，丰富经验为安全上锁。

李先生得的是什么病? 有什么危害?

李先生得的是静脉畸形（俗称海绵状血管瘤），是先天性脉管异常性疾病的一种，可全身发病。

该疾病会有青色或无色的无痛性肿块，部分患者有疼痛感或在活动后发生胀痛。

这种疾病令人崩溃的地方在于，它会随着患者年龄的增长持续生长，且年龄愈大，生长速度愈快。不会自行消退。

李先生的疾病虽然表面看起来只是外观上的改变，但是实际上还会导致凝血功能异常，但凡遭受一点小伤，便极有可能出现危及生命的各系统出血。

所以，正规医治十分必要。

董长宪、郭晓楠副主任医师治疗组，认真研究李先生的病情，为其制定了个性化手术方式。

手术这天董长宪和郭晓楠、龚毓宾等，密切配合，行"血管瘤切除术"一寸一寸地"摘除葡萄"。

约4个小时后，葡萄被成功摘除，术中出血量仅80毫升。术后，李先生切口恢复良好，右手没有出现功能异常。

2021-12-30

豫鄂两省双肺筛查强基层义诊活动启动

每天有 2100 多人被确诊为肺癌，每分钟有 1.5 人被确诊为肺癌，每 5 个癌症患者中就有一个是肺癌患者。

全球癌症死亡率第一，全球癌症发病率第一，男性发病率是女性的 2 倍。

肺癌——

如此危重的疾病，绝大多数的患者，往往早期无明显症状，加之经常"懒得体检"这个坏毛病，导致肺癌发现时已是晚期。

不过，今天有个好消息，河南省人民医院携手河南省慈善总会，在省医门诊广场共同启动了"豫鄂两省双肺筛查强基层义诊暨河南省人民医院双肺筛查公益活动"。

本次活动为期 2 天，将为 200 名群众免费开展肺癌的早筛、早诊、早治。

河南省慈善总会会长邓永俭、副秘书长武伟，河南省人民医院党委书记邵凤民、院长陈传亮参加启动仪式。

上午 9 点，启动仪式正式开始。陈传亮在致辞中说，河南省人民医院在全省肿瘤防治事业中承担着重要使命，此次活动是医院开展"我为群众办实事"实践活动的重要内容之一。长期以来，医院致力于服务患者，践行公益，将党史学习教育与服务患者群众生命健康同频共振，扎实开展"我为群众办实事""学党史守初心——百县百家百场专家基层行""红会送医"等活动，累计下沉专家 2 万余人次，义诊患者 20 余万人次。医院开展癌症早筛早诊早治，举办院内义诊、社区巡诊活动，服务广大患者和人民群众，帮助基层群众提升科学防癌意识。

邓永俭首先对医院热心公益和大力支持表示肯定和感谢。他说，"豫鄂两省双肺筛查强基层义诊"活动足迹已经遍布湖北省，为 1223 名高危群众提供了有效筛查。省医是一家有爱心的医院，医院秉承救死扶伤的办院宗旨，医务人员用救苦之心，行慈善大义，为人民群众提供更加高效、优质的健康服务。这些年省慈善总联合省医开展了多个公益项目，如"微笑列车""脊柱侧弯贫困患者慈善救助项目"等，均取得良好效果。

我国近八成肺癌患者，在确诊时已为中晚期，预后较差，平均 5 年生存率仅 16.1%。

如果早发现，经规范治疗，患者的 5 年生存率，可大幅提升至 70% ~ 90%。

因此，实现高危人群的早筛、早诊、早治，是提高肺癌 5 年生存率的重要前提。

活动现场，护理人员及志愿者引导市民们分诊，并填写肺癌风险筛查问卷表。

医务人员在移动筛查车上通过车载低剂量螺旋 CT 机为群众进行肺结节早筛，运用 AI（人工智能）和 5G 技术，快速检测肺癌风险。

与此同时，省医胸外科专家进行义诊和科普宣传，提升人民群众的肺癌防治意识。

一位姓高的市民今天一大早赶来预约检查。他说，速度很快，医生看得很仔细，他不用再到医院排号等待，十分方便，希望这样的活动能多开展。

肺癌的高危人群有哪些？

年龄 >45 岁；吸烟量 400 支／年（或 20 包／年）或曾经吸烟 ≥ 400 支／年，戒烟时间 <15 年；二手烟或环境油烟吸入史；有个人肿瘤史或者直系亲属肺癌家族史；职业致癌物质暴露史；有慢性肺部疾病史。

发现"肺结节"该怎么办？

正确认识，不惊慌。肺结节不可简单地认为就是肺癌，还需要完善相关检查。

认真对待，不麻痹。肺磨玻璃结节也有肿瘤的可能，有必要进行合理的处理和必要的随诊。

对于易罹患肺癌高危人群，记好以下几点建议：戒烟、戒烟、戒烟；重视体检，除了胸部 CT 检查外，应当重视气管镜检查，对于高危结节建议明确诊断。

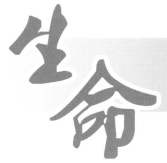

生命的暖阳

SHENGMING DE NUANYANG

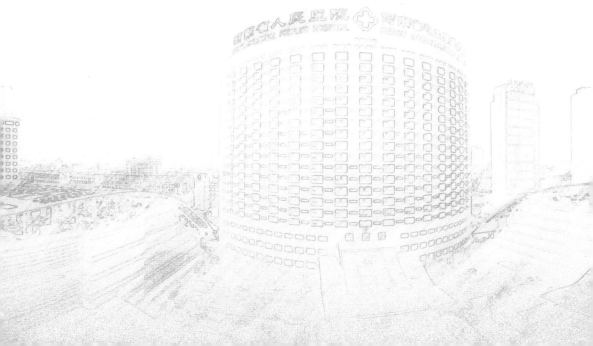

第三章　省医科普

2021-01-07

反复打喷嚏、流鼻涕止不住咋办？
你真以为这是感冒吗？

9 岁的浩浩，因为反复流涕、鼻塞、打喷嚏，去医院已经无数趟了。

在朋友推荐下，近日，他们来到了河南省人民医院呼吸与危重症医学科求助。说起这个断断续续、时好时坏的"感冒"，浩浩妈妈一看见医生就有一肚子的苦水。

"况主任，孩子体质太差了，老是感冒，每次感冒吃很多感冒药甚至抗生素也不见好转，而且晚上鼻塞得厉害，休息不好，白天上课没精神、经常打盹，哎！"浩浩妈妈说起孩子的病情，充满了无奈……

河南省人民医院呼吸与危重症医学科睡眠呼吸病亚专科主任况红艳仔细询问了孩子病史，发现浩浩从五六岁开始，每年一到夏季或秋季就容易流涕、喷嚏、鼻痒，而且症状反复发作，时轻时重，每次都会持续数月才能好转。

通过对浩浩进行相关检查发现：浩浩的血常规检查结果中，嗜酸粒细胞偏高，过敏原检测发现尘螨阳性，血液中的尘螨特异性 IgE 升高。

结合相关检查结果和问诊情况综合判断，最终，浩浩被诊断为过敏性鼻炎。

况红艳告诉浩浩妈妈，这才是孩子反复"感冒"的真正原因。

这种情况与病毒感染导致的感冒截然不同，所以吃感冒药和抗生素是无济于事的。浩浩妈妈听了医生的详尽讲解后才恍然大悟。

况红艳为浩浩制定了详细的治疗方案，对症治疗 2 周后，孩子的症状明显改善。又坚持用药 2 周后，浩浩原本天天流涕、打喷嚏的症状几乎完全消失了。

进入冬季后，河南省人民医院呼吸与危重症医学科的患者骤然增多，其中有不少与浩浩的情况非常相似。经过仔细问诊和完善检查后，却发现背后真正的"元凶"其实就是过敏性鼻炎。

过敏性鼻炎往往反复发作，如果没有得到良好控制，往往会导致一系列并发症，譬如过敏性咽炎、鼻窦炎，甚至诱发哮喘。

患者会在原有症状加重的基础上反复出现咽部不适、咳嗽迁延不愈等症状，少数患者还会出现一定程度的嗅觉异常。

儿童过敏性鼻炎防治要点如下。

孩子家长需要了解该病的慢性和反复发作的特点，及时前往正规医疗机构咨询就诊，同时做好家庭环境卫生和防护措施，配合医生的治疗方案。

尽量避免接触已知的变应原，如尘螨、霉菌、羽毛、花粉等；做好室内环境控制，经常通风，·降低过敏原浓度；尘螨主要存在于温暖湿润的环境，常见于床铺、枕头、床垫中，应注意保持被褥衣物的清洁、干燥，不使用地毯等。

适当对症治疗：在医生指导下，使用生理盐水清洗鼻腔，根据病情严重程度选择抗组胺药物、鼻用糖皮质激素或抗白三烯治疗。

变应原特异性免疫治疗：也称为脱敏治疗，对于过敏原明确的患儿，应用逐渐增加剂量的特异性变应原疫苗，使患儿实现临床和免疫耐受。

2021-01-11

癌症的"亲戚"——胃肠息肉的真相居然是……

许多人都有这样的经历：做完胃肠镜检查后，得知胃里或肠子里长了息肉，有人会认为不是个事，不用理会。

也有人内心一慌！听说息肉会癌变？

到底用不用管？会不会癌变？该听谁的？当然是听医生的。

多余的"肉"

息肉是人体组织表面长出的赘生物，简言之，多余的"肉"。

根据生长位置不同，名字也不相同，比如长在鼻子里叫鼻息肉，长在胃里叫胃息肉……总之，大名统称为息肉。

胃肠息肉从大小上说，小到几毫米，大到几厘米；从外观上看，有的像木耳，有的像山丘……

有时候，它仅仅是一块多余的"肉"，可有时候，它却是癌的"种子"。

到底是何种身份？消化内科副主任医师白阳秋解释，归根结底要看"本质"。并不是所有的息肉都会癌变。必须借助内镜检查及必要的病理分析才能明确息肉的"真面目"。

我们大体可以把息肉分为两大类：肿瘤性息肉，非肿瘤性息肉。

肿瘤性息肉，主要指腺瘤性息肉和息肉病，腺瘤性息肉就是传说中癌的"种子"，它会随着时间的延长发生癌变。

在理论上只要有足够的时间（通常为 5 ~ 15 年），最终有一天会癌变。

非肿瘤性息肉，主要是炎性息肉、增生性息肉、幼年性息肉等，一般不会癌变，但也不是 100% 不会癌变，如果这种息肉长得比较大、时间比较久，也有变成肿瘤性息肉的可能。

炎性息肉、胃息肉和肠息肉都比较常见，但相对来说，肠息肉的危害更大，因为这些地方的息肉 70% 为腺瘤性息肉。

而医学界早已有明确的定论：80% ~ 95% 的大肠癌（包括直肠癌、结肠癌）是由大肠腺瘤性息肉演变而来的。

因此，一旦发现腺瘤性息肉，必须及时切除，千万别等！

危险的"肉"

"要是能听医生的话，发现结肠息肉的时候就切掉，也不会变成现在这样，要接受第二次外科手术。"这是一个让白阳秋十分惋惜的患者的话。

患者是以腹痛症状前来就诊的。

白阳秋询问病史得知，患者5年前有结肠癌切除史，既往术前内镜提示结肠癌合并结肠多发息肉，已行结肠癌切除术，后复查内镜，提示肠道仍存在多发息肉，医生建议他及时切除，因为结肠息肉癌变的风险较高。

可患者却听说息肉也要"长"个十几年才有可能癌变，毕竟是场手术，再缓缓吧。

近期他因为出现腹痛，急忙来省医就诊检查。

肠镜检查发现，患者既往未切除的肠息肉再次癌变，并且侵犯了大半个肠腔，已经无法内镜下切除，只能再次进行外科手术。

46岁的刘女士是主动要求体检加做胃肠镜的。

因为她心里实在是害怕，前几天，她的一个朋友刚被查出患了直肠癌。

如果能早检查、早发现，就不会发展成这样。

白阳秋为刘女士做了肠镜检查，的确发现了一个肠息肉，病理报告显示竟是可能发生癌变的腺瘤性息肉。

刘女士听从医生的建议，在内镜下切除了息肉，及早"挖"掉了癌症的"种子"。

"临床上查出有胃肠息肉的患者不在少数，不怕他们胆战心惊太当回事，就怕他们心大不在意！"

白阳秋提醒，胃肠息肉通常是个"隐身高手"，它不像鼻息肉那样，因为造成鼻塞而被尽早发现，胃肠息肉患者绝大多数都没有任何症状。

少有患者会因为息肉被摩擦破或息肉较大，直到出现黑便、呕血、肠梗阻等症状时，才被偶然发现。

因此我们要定期通过做胃肠镜检查筛查。

尤其是有胃癌、结肠癌家族史，肥胖、久坐、爱吃烧烤、肥腻、烟酒嗜好等的高危人群，以及45岁以上的人群，建议每5～10年一定要做胃肠镜检查，排查癌前病变。

另外，切除息肉的患者也要注意有无腹痛、腹胀、便血、发热等，并遵医嘱，根据病理性质，按时复查。

2021-01-15

红点没事？有一种"眼红"，后果很严重

照镜子时，发现眼睛突然红了，是许多人都遇到过的事。

在引起"眼红"的诸多原因中，有一种特别值得警惕，需要及时诊断、正确治疗以免造成严重后果。

多数眼表出血能自愈

前几天，一位男青年急匆匆推开眼科诊室的门大喊：医生，我的眼睛出血啦。

原来，当天患者跟朋友去爬山，在山上感到有根树枝刮了下面部，因为不太疼，就没在意。

可几小时后照镜子时发现，被刮一侧的眼睛红通通的，赶紧到河南省立眼科医院（河南省人民医院眼科）就诊。

主任医师贺燚起身，仔细检查了患者眼睛情况后，松了口气说："这不是眼底出血，是眼表出血，过几天就好了，不用紧张。"

那么，什么是眼底出血、眼表出血？哪种危害更大呢？

通常情况下，眼表出血是球结膜下出血。

这是小毛细血管一过性的出血，虽然看起来可怕，但是不影响视力，一般情况下可以自行吸收。期间主要需要注意预防感染，不要揉眼睛，避免再次出血就可以了。

球结膜下出血的形状不一，大小不等，常成片状或团状，也有波及全球结膜成大片者。

少量呈鲜红色，量大则隆起呈紫色，多发生在睑裂区，随着时间的推移，出血常有向角膜缘移动的倾向，也有因重力关系而集聚在结膜下方者。

出血先为鲜红或暗红，以后变为淡黄色，最后消失不留痕迹。

这一类的出血多为炎症或外伤所致，自发的出血多见于老年人，以及高血压、糖尿病、血液病患者等。

发病时患者自觉症状不明显，一般多为他人发现，发病3天以内者出血可能有增加趋势，一般1周左右可以消退，不留痕迹。

轻者一般可以自愈，初期宜冷敷，3天后可酌情热敷。由剧烈呛咳、呕吐、外伤、

酗酒等所致者，要针对病因治疗。

贺燚提醒：眼表出血除了"出血"外，眼睛没有其他不适。需要看是揉眼外伤还是高血压、出血性疾病等自发出血。局部无需处理，但需要查清原因，尤其是全身疾病。

偶尔一次出血问题不大，如果经常眼表出血，就需要去做系统性的检查了。

眼底出血治疗，不及时可致失明

一位 50 多岁的糖尿病患者，视网膜发生病变，眼底出血合并视网膜脱离，视力只能看到眼前的手动，连视力表上最大的字母都看不到，在当地医院多次就诊，依然没有效果。

来到河南省立眼科医院后，眼底病中心主任、主任医师赵朝霞为患者安排了玻璃体切除手术，术后第一天矫正视力即达到了 0.6。

眼底出血是眼底视网膜血管病变引起的。在眼睛血管里流动的血液溢出来，溢在视网膜上，就形成了眼底出血。

如果出血量小，眼底出血可以完全吸收，对视力影响很小或无影响，也无其他并发症。

如果出血量大，或反复多次出血，可引起玻璃体混浊和增殖性玻璃体视网膜病变，会严重影响视力，甚至造成失明。

眼底出血的典型症状是：视野模糊、"蚊子"在眼前飞、云雾在眼前飘动等。

患者可能会出现这些症状：突然眼前一片漆黑，仅见手动或仅有光感；骤然间眼前如有圆的黑影遮住，不随眼转动而漂浮，正中方向注视物体完全不见，两旁物体则模糊可见；突然眼内有如线条状黑影向某一方向直射，进展迅速，且逐渐加多，后终至遮住眼前，视物一片模糊，无法分辨；骤然眼前出现红光闪闪，逐渐加多，以致红光满目，视物不明；发病先兆，多数有眼胀、眼珠跳动等感觉；多数反复发作，每次发作，亦有以上某些症象，即使积血不退，当继续出血时，还可能有以上的某些感觉。

如果出现上述症状，急需进行详细的眼底检查，及时发现病因、及时治疗。治疗时机直接关系着视力恢复情况。

眼底出血并不是一种独立的眼病，而是许多眼病和某些全身疾病共同的表现，糖尿病、高血压、高度近视、老年黄斑变性等都是高危人群。

多数患者会反复发作，如不及时采取治疗，往往会导致失明。

不管是眼表或眼底出血，都需要及时找眼科医生明确诊断，正确处理。

2021-01-29

发烧持续 8 个月，真凶之后还有意外

发烧，是生病时最常见的一种表现。

在医生这里，"发热待查"有可能是一个极其复杂的问题。

近日，在河南省人民医院感染性疾病科，一名瘦弱的 26 岁小伙子小郑（化名）因反复发热 6 个月前来就诊。

发热"久治不愈"。几个月前，小郑出现了发热、寒战、咳嗽、咳痰、胸痛，最高温度 39.5℃。

小郑在当地诊所按照"感冒、肺炎"等，使用多种药物治疗半个月并不见效，于当地医院住院治疗。

完善检查发现，小郑肺部有结节及大块阴影，结合症状及结核菌素试验结果，诊断为肺结核，开始抗结核治疗。

蹊跷的是对于一般肺结核患者来说，正规抗结核治疗 1～3 个月后会有明显好转，然而，小郑持续用药 6 个月，反复发热、咳嗽、胸痛等症状却没有好转，整个人也消瘦了不少。

发热久治不退，家人带小郑辗转来到省医感染性疾病科就诊。第一时间按要求进行核酸检测排除新冠肺炎后，科主任康谊建议患者住院进行进一步详细检查。

补充检查后发现，小郑血常规白细胞及中性粒细胞水平轻度升高，crp、血沉、铁蛋白、白介素 6 等多项指标明显升高，中度贫血，胸部 CT 提示肺部多发结节及片状浸润影。

发热待查一般考虑三大类的因素：感染因素如结核等；非感染因素如风湿免疫疾病、代谢病等；肿瘤因素如血液科常见的白血病、淋巴瘤等，会涉及许多种类的疾病。

考虑到患者之前 6 个月抗结核治疗无效，康谊决定针对小郑的发热原因进行深入重新探查。

小郑入院后先后完善骨髓穿刺活检、PET-CT 检查、自身免疫系列检查，并经各科会诊后逐渐排除血液系统肿瘤、自身免疫系统疾病等致发热病因，仍考虑感染因素可能。

虽然小郑的抗结核治疗效果不佳，但症状、体征及影像学表现仍不能排除结

核感染，是否存在耐药结核感染或其他不典型病原体感染可能？康谊主任及科室专家团队反复思考。

为了明确发热病因，专家团队通过多种方式对可能存在的病原体进行"深挖"。

住院 2 个月期间，先后行血培养、血高通量测序检测、支气管镜肺泡灌洗液培养基高通量测序检测、胸膜穿刺活检病理及高通量测序检测、胸腔镜组织病理活检及高通量测序检测等，深入排查哪怕最微小的"蛛丝马迹"。

各项高通量测序检测及培养均未找到结核菌及其他病原菌证据，病理活检仅提示各种炎性细胞浸润表现。由此，基本排除了结核菌及其他病原体感染的可能。

至此，小郑已经持续发热超过 8 个月，不仅家人心急如焚，感染性疾病科康谊主任及主管医生马力副主任医师也感到压力巨大。

此外，为患者应用的非甾体类解热药物效果不佳，尝试应用抗真菌药物治疗效果也不好，怎么办？

为了彻底查清病因，感染性疾病科请呼吸内科、影像科、病理科等多学科专家会诊，参考既往文献资料和报道，根据患者发热、消瘦、贫血、血沉增快、肺部表现及病活检提示肺部病变炎性细胞浸润等情况，进过详细商讨和综合分析，判断肺部病变可能为：炎性肌纤维母细胞瘤（IMT）。

这是一种相当罕见的肿瘤性疾病，目前临床上的诊疗指南相对缺乏，只有少数个案报道。

经过详细评估，专家团队决定按照该疾病给予对症的激素治疗，很快小郑体温下降到了正常值，激素治疗期间，发热也未再反复。

不仅如此，小郑的胸痛和咳嗽症状也逐渐消失，半月后复查胸部 CT，结果提示多个结节及局部片状浸润影明显消散。

由于按炎性肌纤维母细胞瘤治疗的效果显著，康谊主任及马力副主任医师在查房时对患者再次进行细致查体，发现小郑右腿内侧有一个花生米大小的肿物。

小郑却说自己之前没注意到有什么异常。

对肿物进行穿刺活检提示梭形细胞变。请整形外科行肌间肿物整体切除术后，病理提示为低度恶性肌纤维母细胞瘤。

这是一种罕见的中间性低度恶性肿瘤。

其发病机制尚不清楚，可能与真菌、病毒感染引起的过度免疫反应有关，也可能与染色体、基因异常相关。

该病发病率较低，好发于青少年，主要累及肺部，还可以累及大网膜、肠系膜、软组织等，但是远处转移较少见。

　　肌纤维母细胞瘤国内外目前尚无统一的治疗标准方案，主要以手术切除为主，无法手术切除的病例可选择放化疗，也有报道应用激素及非甾体类抗炎药物可实现完全缓解，但疗程普遍较长。

　　经过多学科专家反复会诊，在对小郑应用糖皮质激素治疗后，其发热表现消失，肺部影像学表现明显好转，目前仍在激素治疗中，同步进行长期跟踪随访。

　　专家提醒，发热无小事 治疗要及时。

　　两周以内的发热，若发热程度小于 38.5℃，仅有咳嗽、咳痰等呼吸道症状，可以在家观察，予以退热对症处理。

　　若发热超过 2 周以上，或持续高热超过 38.5℃，或出现胸痛、呼吸困难，恶心、呕吐，精神异常及其他严重表现的，需要尽快就诊。

2021-02-01

4 岁孩子牙齿全坏了！只因为父母的这些习惯……

把甜食作为奖励，是许多父母的哄娃绝招。孩子是哄好了，可牙齿也坏了。
这不，齐齐（化名）今年才 4 岁，一口牙竟然全烂了。

小龋齿，大"威力"

"孩子这么小，怎么会有蛀牙？"

要不是因为齐齐的左下方大牙疼来看病，齐齐父母也不会知道，孩子的一口牙竟然在悄无声息间全坏掉了。

是的，所有牙齿上都有龋洞，无一幸免。

这是让河南省人民医院口腔科医生韩耀伦印象最深刻的孩子。

如果不是亲眼看见检查结果，她也很难想象，这名小患儿的龋齿竟会这么多，甚至还有几颗牙因为龋坏严重，牙神经已经保不住了。

而造成这一切的原因竟是父母总把甜食作为奖励。

孩子表现好，奖励一颗糖！孩子不好好吃饭，买各种甜食哄。

不仅如此，齐齐 4 岁了，父母却从未给他刷过牙。

还有一个小姑娘，上嘴唇莫名其妙地肿了。

韩耀伦一检查，发现小姑娘的上牙牙根直愣愣地暴露出来，戳着上嘴唇。

咋会这样？

韩耀伦解释，牙齿本是长在骨头里的，可当牙齿龋坏之后，就会发炎。若是一直未就医干预，炎症就会不断侵袭、腐蚀周围的骨头，直到把周围的骨质"穿透"，牙根自然就暴露出来，不停地戳着嘴唇，可不就得肿嘛。

还有一位妈妈，惊喜地发现自己的孩子居然开始吃肉了。

原来，先前孩子是因为 8 颗大牙全坏，嚼不烂肉，所以从不吃肉。

没想到，龋齿治好之后，孩子吃饭越来越香，也不再排斥吃肉。

"临床上，多数龋齿患儿是因为牙齿反复疼痛，甚至疼得脸肿、吃不下饭才来就诊，但此时，患儿龋齿情况往往已经比较严重。只有少数患儿是因为父母细心，发现孩子牙齿发黑或带孩子定期检查牙齿，发现龋齿，尽早治疗。"韩耀伦医生提醒——要想让孩子远离龋齿的危害，父母首先要走出误区：比如，孩子年龄小，不用刷牙；乳牙早晚要被替换掉，发生龋齿也没事等。

想不到的误区

从小不用刷牙？

事实上，孩子出生之后，父母就要引导孩子养成清洁口腔的习惯。

医生提醒，在孩子吃完奶后，建议用特别绵软的纱布缠在手指上，沾着温水擦拭口腔。

待孩子乳牙萌出，开始添加辅食后，可以渐渐为孩子戒断夜奶，因为乳牙长时间被奶水浸泡，也有龋坏的风险。

另外随着孩子的成长，父母可以逐渐选择适用月龄的牙刷、牙膏代替绵软纱布，帮助孩子清洁牙齿。

让孩子学会独立，自己刷牙？

事实上，孩子往往会因为刷不干净牙而导致龋齿发生，这也是为什么很多孩子从小就刷牙，但依然会发生龋齿。

医生提醒，父母首先要掌握正确的刷牙方法，才能有效帮助孩子刷牙。建议孩子 7 岁前，由父母为孩子正确刷牙。

牙齿发黑或疼痛时再就诊也不迟？

事实上，往往这个时候孩子的龋齿情况已经比较严重。

医生提醒：不是所有的龋齿表现都是"小黑牙"，更多时候龋齿发生是比较隐秘的，只有专业医生以及专业检查才能发现。因此，建议定期（常规 3 个月至半年）带孩子前往正规医院检查牙齿。

乳牙早晚要被替换，坏了也没事？

事实上，严重的乳牙龋坏问题会影响下方恒牙的发育，导致牙齿替换时，恒牙发育不好，包括牙釉质发育不良、牙齿表面不够坚硬，或者恒牙无法从正常位置萌出等。

医生提醒，孩子一般要到十一二岁左右才能全部完成牙齿替换，所以一口乳牙要用的时间比较长，必须保护好。

另外，严重的乳牙龋坏问题不仅会影响恒牙的发育和生长，还会导致孩子长期偏侧咀嚼，面型发生改变；甚至因为龋齿发黑等问题影响孩子心理健康发育。

省医口腔科副主任、口腔内科亚专科主任、主任医师马欣建议，父母一定要让孩子少吃甜食，并为孩子认真、正确刷牙；带孩子定期涂氟（龋齿严重则 3 个月 1 次，龋齿不多或牙齿健康可每半年 1 次），窝沟封闭（建议孩子在三四岁、六七岁以及十一二岁时，可分别做 1 次）。

2021-02-02

心梗、脑梗又到高发季，快速救命办法都在这里

冬季，又到了急性心肌梗死和脑卒中的高发季节。

最近，在河南省人民医院收治的患者中，因心脏病和脑卒中导致住院的人数明显增多，有时一晚能连续接诊5个急性心肌梗死的患者和数名脑卒中患者。

医院也经常上演医护人员紧急抢救的惊险场景，绿色生命通道一次又一次紧急开启。

患者突发疾病绿色通道护佑生命

下午4点55分，河南省人民医院门诊，人流涌动。

突然，有人大声呼喊："有位老人晕倒了"。

只见一名老人躺在门诊大厅里，脸色苍白，口唇紫绀。家属拿着棉衣手足无措。

听到喊声，距离事发地点最近的全科医学科医护人员第一时间冲向老人，此时老人的呼吸、脉搏都极其微弱，不到1分钟，老人又出现了颈动脉搏动消失，呼吸、心跳骤停。

家属介绍，老人有心脏病，是来看病的，结果突然就晕倒了。

生命至上。医务人员随即启动了急性胸痛患者救治绿色通道，用专业化的人员配备、高水平的技术支持、"0"阻力的抢救环节，全力与时间赛跑。

就在突发心脏病的老人通过急性胸痛患者绿色通道得到快速救治时，一位73岁的老人在家突发脑卒中。

老人先是剧烈呕吐，走路不稳，后来情况持续加重，出现了卒中的典型症状：言语不清，口角歪斜，肢体不协调等，随后很快意识不清，立刻转至河南省人民医院。

神经外科、影像科、麻醉科医生安排老人快速接受了影像检查和手术，利用一站式多模态影像卒中救治平台，老人从入院到手术仅用时不到30分钟。

全力保障畅通生命通道

在众多突发疾病中，心脑血管疾病是致死、致残率较高的疾病之一，救治时间直接关系着患者的生命安全和生存质量。

河南省人民医院急危重症医学部院前急救科主任张培荣介绍，冠状动脉血管阻塞 20～30 分钟后，受其供血的心肌开始坏死，2 个小时左右绝大部分心肌就会出现凝固性坏死，所以时间就是心肌，心肌梗死后越早开通阻塞血管越好，最好在发病 90 分钟内开通血管，以减少坏死的心肌细胞，降低急性心肌梗死患者的死亡率，提高存活患者的长期生存质量。

脑血管病医院颅内动脉狭窄亚专科主任、脑卒中绿色通道组长朱良付介绍，卒中治疗对于整体救治时间的要求极为苛刻，卒中患者每争取到 1 分钟，意味着其 190 万个脑细胞将获得救治。

因此，很多大型医院都为此设置了 24 小时绿色通道，全力保障此类患者的生命安全。

昼夜守护、高效衔接、规范救治这是省医绿色通道的特点。

急性胸痛绿色通道自成立以来，坚持 24 小时 ×365 天全天候救治急性心肌梗死患者，采用国际公认的急诊介入治疗心肌梗死手段，拥有先进的生命支持设备，成立了急诊医学科、心内科、重症医学科、导管室、超声医学科等多学科的快速救治团队，实现了急性胸痛患者院前急救、急诊抢救、急诊介入、重症监护等无缝隙、一体化的综合救治服务，提升了救治质量和效率。

脑卒中绿色通道则率先施行全天候每分钟"7plus"人员值班制度，团队融合了急诊、神经内科、神经外科、介入、影像、麻醉、医技、护理等众多专业人员，全天做好备班准备，全方位最大化保证患者的救治安全。

此外，省医更是拥有全国首个一站式多模态影像卒中救治平台，将 CT、磁共振和血管造影机置于同一个手术室，使脑卒中患者真正实现了从院前到院内的无缝衔接救治。

绿色通道还设有专人全程陪检，满足条件并加盖绿色通道印章的患者可以先检查后交费。

这些症状要牢记：急性心梗、脑卒中与季节转变、寒冷刺激等因素密不可分，其中最简单的道理就是血管热胀冷缩。

那么，如何识别心梗呢？

心梗患者约 70% 有先兆症状，不同的患者临床表现是不太相同的。

典型症状：持续胸痛和大汗、疼痛可以放射至肩膀、胳膊、后背，可伴恶心呕吐。

不典型症状：头晕、腹痛、牙疼，咽喉部紧缩感、堵塞感等。

心脑血管高危人群要警惕——心脑血管高危人群可以通过 6 个危险因素来判断：有无高血压、有无高血脂、有无糖尿病、有无肥胖、有无心脑血管病家族史、是否吸烟。这 6 个危险因素如果有 1 个以上，就属于心脑血管高危人群，需要到医院进行颈动脉筛查或进一步检查。

2021-02-05

蒸汽眼罩真是"护眼神器"吗？
这6个"雷区"一定要避开

玩手机、看屏幕、熬夜追剧很嗨的同时眼睛却很受伤。

疲劳、红肿、酸涩、流泪、闹心的黑眼圈这些都是用眼过度的表现。

蒸汽眼罩的出现，仿佛瞬间给了大家"满血复活"的理由。

闭上眼睛，戴上眼罩，热敷一下，方便快捷，舒服得很呢！许多人将其称为"护眼神器"。

不过，蒸汽眼罩真的能有效解决用眼过度导致的眼睛疲劳等问题吗？

快来听听河南省人民医院药学部、省立眼科医院（河南省人民医院眼科）药学服务组副主任药师周天洋、主管药师王银两位专家的解读吧。

首先让我们了解下蒸汽眼罩的基础原理，它主要采取自发热控温等技术，通过化学反应形成发热体，进而产生细小温润的水蒸气，作用于眼部。

经过正确的蒸汽热敷，能够产生一些有益效用：有利于补充水分，对眼部血液循环有一定的促进作用；在一定程度上可以缓解眼疲劳，使眼部肌肉更加放松；在使用时，人往往处于静止的休息状态，因此往往对缓解压力和改善睡眠有一定帮助；有助于帮助消除眼部浮肿、淡化黑眼圈等。

哪些人最适合使用

看到上面的内容，许多人心中是不是更加坚定了蒸汽眼罩的"护眼神器"地位？别激动，因为，蒸汽眼罩并非所有人都适合。

究竟哪些人群相对比较适合使用呢？

由于工作等原因，需要长时间使用电子屏幕、电子设备的"用眼达人"，长时间驾驶车辆的职业司机等。长时间过度用眼的危害不言而喻，蒸汽眼罩温热的水蒸气能在一定时间内升高眼部组织温度，加快眼部及周围血管的血液循环，促进睑板腺管道开放，通过增加泪液分泌进而使眼部更加湿润，有利于缓解眼部疲劳。

经常熬夜或长期失眠的人群。戴上蒸汽眼罩，能起到隔绝光线的直接效果，有利于创造睡眠环境。同时，眼罩温热的水蒸气可对眼部周围肌肉进行舒缓，综合来看，确实有利于改善睡眠。

这6种情况千万要注意

蒸汽眼罩不是万能的，一旦使用不当，不但难以发挥作用，甚至会造成伤害，以下6种情况一定要格外注意。

不建议长时间频繁佩戴，时间过长则容易增加眼部烫伤的风险；患有眼部疾病的人群一定要注意，尤其对于眼部炎症、受伤、湿疹等患者而言，不建议擅自使用，应及时就医并听取和遵守医生的专业指导；平时佩戴隐形眼镜的小伙伴们，千万别忘了，一定要先摘下隐形眼镜后才能使用蒸汽眼罩；对于经常眼部化妆的爱美人士而言，使用蒸汽眼罩之前，一定要先彻底进行眼部卸妆；每个人的个体差异也是一个重要因素，使用蒸汽眼罩时，如果出现明显的头疼、发热等不适应症状，建议立即摘除眼罩，症状严重者建议及时就医；特别提醒，不要把蒸汽眼罩与眼贴和眼药水等同时使用。

还有两点要特别提醒大家：首先，当前在售的蒸汽眼罩种类众多，一定要认准正规渠道和机构销售的正规产品。

此外，对蒸汽眼罩一定要正确认识、正确使用，不可严重依赖，最关键的还是要养成良好的生活习惯和用眼习惯。

2021-02-08

老人腿脚坏成"干树枝"，病根竟在……

从脚上一个小黑点，演变成腿、脚严重坏死，八旬老人面临截肢，十几天内突发2次脑梗，七旬老太命悬一线。

而罪魁祸首，竟然都是心脏。

老人腿脚坏成"干树枝"

带着八旬父亲正式来医院看病已经过去2周了，陈先生仍然沉浸在满腹的懊恼中。

如果尽早就医，父亲的病情也不会恶化成现在这样：从左脚趾上的一个小黑点，演变成左腿脚发黑、严重溃烂，唯有截肢，才能保命。

对于父亲身体的变化，陈先生一开始并不知情。

2020年6月，陈先生的父亲偶然间发现自己的左脚脚趾有些发黑。

起初，他还没有当回事，只是抹些药膏。此后，药膏越抹越多，可发黑的地方却越来越大，但老人一直忍着，没告诉子女。

忍着忍着，半年就过去了。

直到2周前，老先生一直高烧不退，家人赶紧把他送往最近的医院，这才得知他真正的病情。

老人的左脚和左膝盖已经完全发黑、坏死，小腿也有大面积坏死，触目惊心。

这样的情况看上去像糖尿病足导致的，可老人并没有该病。

医生考虑，排除了糖尿病足，罪魁祸首很可能就是血栓。

得知河南省人民医院设置了全省首家慢性血栓门诊，陈先生第一时间向副主任医师李兵求助。

经过仔细问诊、查看检查结果、完善相关评估等，李兵找到了真正的病因。

确实是血栓栓塞造成的！但血栓的来源却是心脏！原来，老人有房颤病史6年，房颤导致血栓堵塞了下肢血管。

"老人转来的时候，左侧膝盖和左脚已经严重坏死，我们给老人换药时，坏死的地方触感如同干枯的树枝。手足显微外科专家会诊后表示，老人的情况只能截肢，否则会有生命危险。"李兵惋惜道，"如果老人能早点来就医进行规范治疗，不会发展至此。"

老人因为严重感染，导致发生感染性坏疽、感染性休克、呼吸衰竭等，只能先送往 ICU 渡过眼下难关，目前病情得到有效控制、趋于稳定。

十几天内突发 2 次脑梗

相比之下，七旬的刘老太太就比较幸运。

1 个月前，身体还算硬朗的刘老太太突发脑梗，半身不遂，被家人紧急送往了医院。

可谁想，治疗了十几天后，老人刚一出院，再次突发脑梗，直接昏迷不醒！

十几天内突发 2 次脑梗，对应的治疗效果也一般，到底咋回事？

幸好，老人的外孙是省医的一名住培医师，他察觉到老人病情异常，当即求助了李兵。

"十几天内突发 2 次脑梗，且还是大面积的多发脑梗，当地医院一直给予抗血小板药物治疗，但疗效一般。"根据老人外孙的描述，李兵当即提醒，赶紧看看心电图检查。

果然，心电图检查结果与李兵的分析一致，老人有房颤！

结合老人的病症、病史、影像学检查以及危险因素评估，李兵确诊，老人是房颤引起的脑栓塞，而不是脑梗死，两种情况的治疗差别很大。

"我们常说的脑梗，是由于动脉狭窄，管腔内形成血栓而最终阻塞动脉所致。脑栓塞是造成脑梗的另一个原因，它是心脏里的血栓顺着血管'跑'到了脑血管，造成多处、大面积脑梗。"李兵说，一旦确诊患者是由于房颤引起的脑栓塞后，需要给予的是抗凝治疗，而不是抗血小板治疗。

由于诊断明确，及时对症治疗，现下老人已经顺利康复。

"病症分离"

2 位老人的症状虽然是不同部位的血栓栓塞，但病根却都在心脏，李兵将这样的诊断称之为"病症分离"。

为什么房颤会引起如此严重的栓塞疾病呢?

房颤是最常见的持续性心律失常。

由于房颤,心房丧失了有效的收缩,血液在心房内瘀滞,极易形成血栓。如果血栓离开心脏进入血液循环中阻塞动脉,就会导致相应的危险发生,如上文提到的两位患者。

其中,在脑梗死患者中,有 20%~30% 的患者是由于心脏房颤引起的脑栓塞,这类情况往往反复发作,且栓塞面积大,所以患者预后更差,死亡率可达非房颤患者的 5 倍以上。

李兵提醒:当患者发生血栓栓塞时,尤其是脑梗,不要忽略了心脏房颤问题;治疗一定要按照标准,精准评估出血和血栓的风险,规范抗凝;房颤患者一定不要忽略抗凝治疗;出现身体不适一定要及时就医,切不可把可防、可控、可治的血栓性疾病,拖成威胁生命的杀手;血栓性疾病应以预防为主。

2021-03-15

吃错药的 100 种"要命操作"，细思极恐……

"白天吃黑片，睡得香，晚上吃白片，不瞌睡。放心，我记得可牢啦！"

停！实在抱歉，台词背反了。

台词可以重来，但"吃错药"却会给身体带来难以估量的伤害。

在河南省人民医院，就有这样一个特殊门诊，患者吃药过程中千奇百怪的错误它都见过，其中有些情况简直堪称"要命操作"。

更可怕的是，有些人吃错了药却浑然不觉，甚至沾沾自喜……到底啥情况？

让我们走进河南省人民医院药物治疗管理门诊，一探究竟。

不容易，吃药堪比探案

"大夫，我这一身病，每天光吃药就得吃六七种，对肝肾功能有没有伤害啊？药物之间会不会相克啊？"一说起吃药，王先生立刻打开了话匣子，连珠炮一样发问。

50 岁的他，3 年前患上了糖尿病等，多次就诊于不同医院。

不同医生前前后后开了六七种药，他不敢怠慢，索性每种都吃点，每天战战兢兢，生怕吃错了时间、吃漏了种类、用错了剂量。

药没少吃，但经常一忙起来，不是忘了吃这个、就是记不清该吃多少。虽然每天都测血糖，但控制的却很不理想，在复查肝功能时还出现了指标异常。一惊之下急忙自己调整药量，甚至一度出现了低血糖，反反复复，身心疲惫。

在熟人介绍下，他慕名来到省医药物治疗管理门诊，听到副主任药师柴东燕给出的用药调整方案后，王先生的第一反应却是——既惊讶又疑惑。

原先不敢少吃漏吃的六七种药，竟然变成了只需要吃 3 种？王先生百思不得其解。

"慢病患者往往多病共存，去不同的门诊看病，服用较多药物，我们俗称'多重用药（用药 5 种以上）'。这种情况下，药物评估与重整就尤为关键。患者的具体病情、用药习惯不同、药物剂量、药物相互作用、不良反应对身体的影响等都会存在差异，盲目用药反而可能影响治疗效果。"柴东燕说。

详细评估发现，王先生存在以下问题：因多次就诊于不同医院，服用药物中存在作用相同的药物，可予停药；依从性问题：擅自调整药物剂量；对疾病的认知问题：觉得只有多吃药，才能治好病。

针对以上情况，柴东燕决定采取用药管理中的"抓主要矛盾、循证用药"。

一方面，针对王先生血糖、血压、血脂异常的始发因素——肥胖，进行干预，选用具有减重效果降糖药物；另一方面，对现有的所有用药进行评估与重整，精简用药，停用不必要的、证据级别不高的药物；最后，交代患者及时配合药物治疗管理门诊随访，所有药物调整在药师和医生的指导下进行。

就这好比侦探破案，既要抽丝剥茧、详细分析整个案情，也要准确把握最重要的核心证据，以此作为破案的关键突破，精准拿捏患者的用药分寸。

不仅如此，在用药过程中加强对王先生血糖等各项指标的动态监测，及时调整用量，同时纠正患者的饮食习惯，采用少量多餐等方式在生活方式上进行调整。

经过一段时间的用药、监测和随访，王先生的血糖、血压、血脂等指标均得到了有效控制，体重也减轻了 10 余斤，别人都夸他气色变好了。

"真的没想到，少吃药竟然比多吃药的治疗效果还好！身体从没感觉这么轻松过。"王先生激动地说。

目前，用药治疗门诊每月都会对王先生的用药情况进行电话随访，在用药调整和健康生活习惯养成等方面给予他专业建议。

要小心，"网红神药"很危险

近日，曾经在省医药物治疗管理门诊就诊过的李女士，突然给柴东燕打来电话，不是咨询，而是"报喜"。

"柴药师，给您说个好消息，最近闺蜜从日本给我带了一种进口药，据说控制血糖特别有效，复合功效，吃一种顶好几种，而且每周只需要吃一次就行，我吃了一段感觉不错。你们开的药太便宜了，我担心效果没有这种进口药好。"李女士说道。

近年来，所谓的"网红药"层出不穷，尤其是在高血压、糖尿病等慢病治疗方面，号称神药的网红代购药，靠着网络宣传让不少患者难辨真假。

李女士擅自停用医院开的药物，转而换成了所谓更方便、更有效的"网红药"，立刻引起了柴东燕的警觉。

经过沟通发现，使用了一段"网红药"后，李女士的血糖控制出现了明显异常，经过及时纠正和干预才让她明白了自己的错误。

柴东燕提醒：网红药并不一定完全无效，但很多患者的具体病情并不适用。盲目使用网红药，很容易对治疗产生不利影响，甚至产生反效果，潜在风险不容小觑。患者依从性是规范用药发挥效果的前提。许多慢病患者住院期间能够在医护人员和专业药师的督促下用药，但一出院就开始放松警惕、放飞自我，感觉稍有好转，就擅自调整药量或停药，这些做法都是不可取的。

2021-03-26

嗓子哑，小事还是要命？ 一个信号告诉你……

哎呀，嗓子哑了，咋办？

没事，休息休息就好了；不要紧，吃点润喉片吧……

然而，人们或许没有想到，看似寻常的症状，却可能是癌症的征兆。

对待这一问题，有人及时避免了厄运，有人却错过时机……

假如时间可以倒流

"我明明只是嗓子有点疼、有点哑，怎么变成了喉癌？"

拿到喉镜检查报告的王先生犹如遭遇了晴天霹雳，感觉天都要塌了。

这样的一幕，在耳鼻喉科门诊时常上演。

"接诊患者中，绝大多数都有声音嘶哑症状，许多人一开始不重视，直到无法忍受了才不得已到医院就诊，而此时病情有的已经相当严重了。"河南省人民医院耳鼻喉科副主任、主任医师万保罗惋惜地说。

正值壮年的王先生在一所重点高中担任骨干教师，事业蒸蒸日上，已经成了远近闻名的"名师"。

不仅几乎每天都有课，下课后还要给学生答疑解惑，每天下来都觉得口干舌燥。

"不到万不得已，真不想请假，学生的课耽误一节，就有可能打乱整个教学计划。"王先生说。

但这一次，真的到了"万不得已"的时候。早在半年前，他就开始出现嗓子不适、声音嘶哑等症状。起初他并没有重视，而是选择多喝点水，吃点润喉糖、润喉片之类的试图缓解，这一拖就是半年。

近日他突然发现，自己不仅声音嘶哑持续加重，甚至出现了呼吸不畅、有明显异物感等问题，只得赶到河南省人民医院就诊。

万保罗在详细询问病情后，立刻意识到了问题的严重性，建议他马上进行喉镜检查。

王先生起初心里十分抗拒，反复询问万保罗，喉镜是不是和胃镜一样，要打麻药，还十分痛苦？能不能不做喉镜，开点消炎药先吃吃？

"喉镜使用的是表面麻药，整个检查仅用几分钟就可以完成，设备和技术都非常成熟，痛苦程度很低。"

在万保罗的反复耐心讲解下，王先生终于听从了建议。

检查结果令人忧心。通过影像清晰呈现，王先生原以为不起眼的"嗓子哑"，竟然已经演变成恶性肿瘤！

综合评估后，万保罗判断，由于肿瘤已经恶变发展，针对早期喉癌的二氧化碳激光治疗已经错过了最佳时间，只能实施手术切除。

万保罗团队通过手术成功切除了病变组织。虽然手术很顺利，但如果王先生没有在长达半年的时间里不断拖延，而是及时就诊、对症治疗，结局很可能大不一样。

真假"嗓子哑"

声音嘶哑的症状，千真万确。但其背后的真实病因，却可能扑朔迷离、暗藏"杀机"。

如何才能及时警惕、准确识别声音嘶哑背后所隐藏的真相？万保罗提醒，这几条一定要牢记：病因多样，这种要特别警惕。

先天性——造成声音嘶哑的原因有很多，有些属于声带先天性发育不良、发育畸形导致，往往不会恶变，只会影响正常发音。

炎症——如急慢性喉炎、反流性食管炎、反流性咽喉炎等，治疗时一般采用对症药物治疗、雾化吸入治疗等。

外伤——包括喉异物、喉外伤、手术插管等情况，由于形成瘢痕而导致声音嘶哑。

滥用嗓音——如大声喊叫、持续过度用嗓等，常见于教师、歌手、销售从业人员、儿童等人群，往往会导致声带息肉、声带小结，一般采用休声（休息、控制讲话）和药物治疗。

肿瘤——无论大小，都可能直接导致声音嘶哑的出现。常见的良性肿瘤主要包括病毒感染引起的乳头状瘤等，恶性肿瘤即常说的喉癌，遵循医嘱进行喉镜检查十分必要。

其他诸如神经受损导致的声带麻痹等也会造成声音嘶哑症状。

划重点的时候到了，一般来说，一旦声音嘶哑症状持续10天或半月以上，一定不能等闲视之，建议及时前往正规医疗机构就诊。

95%喉癌都与这个习惯有关

统计数据显示，长期抽烟、喝酒与喉癌的关系十分密切，约95%的喉癌患者都有抽烟、喝酒习惯。

烟酒的协同作用对健康的损害不容小觑，长期抽烟喝酒的人群更要警惕声音嘶哑等症状，建议戒烟限酒，养成良好的健康习惯。

2021-04-02

麻醉让人变傻？"江湖传言"正解来了

"医生，麻醉会不会让我变傻？"

"医生，我小孩下周还要考试呢，麻醉手术会影响孩子的记忆力吗？会变笨吗？"

"麻醉以后真的能彻底感觉不到疼吗？"

"听说有人会在全麻手术过程中醒来，真的假的……"

虽然科普过千百回，但是"江湖"上，关于麻醉影响记忆等一系列的传言，还是此起彼伏。

以上几个问题，都是麻醉医生们最耳熟能详的追问，提问者不仅包括患者、患者家属，还有身边的亲戚朋友等。

本周是中国麻醉周，今年的主题是"敬畏生命，关注麻醉——疫情防控救重症，分娩镇痛护新生"。河南省人民医院麻醉与围术期医学科举办了为期一周的麻醉科普宣传活动。

今天，河南省人民医院麻醉与围术期医学科专家在这里一一为大家解开心里有关麻醉的"疙瘩"。

"变傻"这个锅，麻醉不背

为什么人们会把"麻醉"和"变傻"联系起来呢？刚刚经历过全身麻醉，人可能短时间内昏昏沉沉口齿不清，仿佛变成了大舌头，思维也不如之前那样清晰，张口忘事儿……

于是，有人错误地认为："麻醉后，我是不是变傻了？"

这种现象，我们称作"顺行性遗忘"，是因为某些麻醉药物作用，人会在用药后一段时间内，对发生的事情暂时地失去记忆。在药物代谢完毕后，这种症状就会消失，不会对记忆力产生长远的影响。

麻醉的作用是手术过程中保障患者的生命安全，减少疼痛和不适，麻醉使用的药物主要作用于神经系统。

麻醉过程其实就是对中枢神经系统即大脑的抑制过程，也就是说手术还是疼痛的，只不过当时神经系统不再向大脑发送疼痛的信号，让我们无法感觉到疼痛而已。

麻醉药物在很短时间内就会被分解代谢，所以整个麻醉过程是可控制和暂时性的，不会改变脑细胞的功能结构，随着药物在体内的代谢和清除，其作用也随之消除，不会产生持续的影响。

因此，从麻醉药物这方面来说，全身麻醉后记忆力会受影响、脑子会变笨的顾虑是没有科学依据的。大家大可以放心啦！

麻醉对孩子的风险通常是可控的

很多人都会有这样的疑问，手术中实施的麻醉对于人体，特别是对于孩子的大脑是否会产生影响。

2016 年发表在《麻醉学》上的研究认为，幼儿时接受过大手术的患儿认知能力相对下降，但认知能力下降与麻醉、手术相关性不大，而是与患儿由于疾病导致的术前认知能力偏低有关。

简单地说就是，孩子智商下降和疾病有关，和手术麻醉没有关系。

美国食品和药物管理局（FDA）对儿童全身麻醉的警告如下：3 岁以下或妊娠后 3 个月孕妇，重复或长时间使用全麻或镇静药物，可能影响儿童脑部发育；当手术时间超过 3 小时，或 3 岁以下儿童需要多次手术时，应该权衡手术的利弊选择是否手术。

所以关键点在：3 岁以下妊娠后 3 个月超过 3 小时手术。

但是特别需要注意的是：在急诊、限期手术的前提条件下无论麻醉手术是否影响孩子学习记忆能力，都要先行手术！

对于只有通过麻醉才能顺利完成的手术，家长不必过于担心。

因为专业的麻醉医生，会根据患儿发育和手术情况，个体化精确使用药物剂量、保证重要脏器功能稳定，并针对性地处理并发症，安全性得到极大提高。

在全麻术中醒来是麻醉失效了吗？

有一种罕见的现象叫"麻醉觉醒"，也称"术中知晓"。

术中知晓就是手术中已经给予了麻醉药，但患者可能对手术有一些记忆。

出现此种症状的患者在全麻过程中无法以正常的麻醉剂量进入全麻的状态，虽然身体无法活动，但意识清醒。

怎么避免术中知晓呢？

可以使用麻醉深度监测来避免。麻醉医生通过监测脑电的数据，让患者处于合理的麻醉深度下，这样就可以安全舒适地度过手术期了。

随着麻醉药物和技术的不断发展，术中知晓的发生已经极为少见，大家尽管放心了。

无痛分娩影响胎儿吗？

无痛分娩的技术手段跟剖宫产常用的"半麻"一样，通过腰把药物打到椎管内。

无痛分娩的局部麻醉药浓度低于剖宫产，只是用药浓度和强度有所区别。

剖宫产需要让手术部位完全不疼，无痛分娩是仅让痛觉神经不起作用，但肌肉力量依然存在。宫缩疼痛不是完全消失，能减轻到可以忍受的程度。

无痛分娩对孕妇的产程和胎儿均没有影响，它大大减少了主观剖宫产的比例，很多人不是因为生不下来，是因为忍受不了疼痛，要求剖宫产。

河南省人民医院麻醉与围术期医学科 24 小时为需要无痛分娩的产妇提供麻醉服务，麻醉医生可在几分钟内赶到产房实施麻醉。

广场上的气管插管初体验

除了以上问题，麻醉在人们心中的神秘之处还有很多。相较于它在急危重症救治中的重要作用，它的"名气"还显得远远不够。

河南省人民医院在全省率先实现了从"麻醉科"到"麻醉与围术期医学科"的转变，目前拥有全国最大的麻醉重症监护病房（AICU）。随着麻醉门诊、日间手术的推广，麻醉医护人员也不断从幕后走向前台。

3 月 29 日—4 月 4 日的麻醉科普宣传周活动，麻醉医护人员为群众准备了丰富精彩的活动。

有答疑解惑的义诊。有在经纬广场与群众零距离的"麻醉你我他"社区体验活动，人们可以动手体验气管插管。还有无痛分娩情景剧、麻醉重症人的线上活动等。

"开刀去病，麻醉保命"，每一台手术的顺利安全实施，都离不开幕后的守护者——麻醉医师。让我们对他们多些了解，对保命的麻醉医学知识多些了解。

2021-04-12

隆胸假体，超过这个"保质期"一定要查

谁也没想到 30 年前做的隆胸手术假体老化破裂了。

术中，液胶状的硅胶油"一涌而出"……

"假体破裂了"。60 多岁的万女士对医生的判断感到很意外。

前两天，她突然发现自己的乳房变形了，形状不规则，位置也靠上了许多。

由于本身没有疼痛等不适感，她以为可能是 30 年前隆胸植入的假体移位了。

没想到，接诊的河南省人民医院整形外科副主任、体表器官再造外科亚专科主任、主任医师康深松的诊断却不是如此。

万女士的情况不仅不是假体移位那么简单，极有可能是包裹假体的硅胶膜老化，导致其破裂。

看完患者的磁共振检查结果，康深松发现，情况远比他想象的严重：患者两侧乳房里的假体均已破裂，左侧更为严重。

"一般像这种情况，患者除了会发生乳房形状改变以外，还会有疼痛等不适感，但可能由于个人耐受问题，这名患者并无任何不适。"康深松解释，没有不适感不代表没有危害，为了患者的安全着想，必须尽快将破裂的假体取出。

术中，打开万女士左侧患处的那一刻，就连手术团队都震惊了。

一团淡黄色液胶状的硅油从里面一涌而出，假体完全破裂了。

乳房内部由于受到硅油的刺激，已经冒出了新鲜的肉芽组织，原本植入假体的腔隙也出现了部分闭合……

经过清理和反复清洗近 1 个多小时，专家团队顺利将渗漏硅凝胶清理彻底。

康深松介绍，"一点点清理完患者双侧破裂的假体后，我们又在内窥镜辅助下，去除假体周围增厚的纤维包膜，沿乳房下皱襞处精准离断部分胸大肌，形成双平面腔隙，直视下止血后，按照患者的要求，重新为她植入新的假体，修复乳房外观。"

他说，临床上接诊过隆胸假体破裂的患者不在少数，但大多数患者都是假体破口较小，里面的硅胶容物并未扩散，像万女士这种情况并不多见。

但是做过假体隆胸的女性也必须警惕。

为万女士做手术时，从硅胶膜的破裂痕迹可以看出，是时间太久假体囊壁老

化导致的破裂。

康深松说："这也是我想提醒广大爱美女性的一点，隆胸假体是有一定'保质期'的，并不是终身'安全'"。

他建议做假体隆胸的女性一定要到正规医疗机构手术。

研究证实长期在体内的假体可能变质、老化，超过 10 年的假体发生渗漏或破裂的机会明显增加；建议植入假体超过 10 年的女性朋友，要定期前往正规医院检查假体情况。

因为假体破裂后，里面的容物长时间刺激乳房组织会导致其病变。

因此，做过假体隆胸的女性，要学会自我防护和观察，如果在做倒立、俯卧撑等动作，甚至剧烈咳嗽后乳房突然变形，或无诱因突然变形，以及出现乳房局部变硬、疼痛、外观形态改变或触及包块等症状，应警惕硅凝胶假体发生破裂的可能，需及时到正规医院就诊，争取尽早治疗。

2021-04-21

10 万人里才有一例！当这种病发生在他身上

蹲下无法站起，全身肌肉无力，无法正常说话吞咽，每 10 万人中才有 1 例，非常罕见却又严重致命……

如今 47 岁的吴先生，虽然被确诊了这种无法治愈的疾病，但是相比苦寻无果的求医路，他说："石头也算落地了。"

这件事要从 2020 年 3 月说起。3 月 30 日，来自商丘的吴先生感觉自己走路不如从前了。

"两条腿像抻着筋一样，又酸又沉。"

于是，吴先生和爱人一起到当地医院就诊。医生首先怀疑是腰椎间盘突出或者是胸椎、颈椎有问题，但是检查后发现并非如此。

这就怪了，吴先生的无力是真的，核磁检查正常也是真的。病因究竟在哪呢？这事算是压在吴先生心里了。

在查明真相的过程中，吴先生两条腿的无力感逐渐增强，渐渐的，蹲下去后站起来也变得非常困难。

看着病情逐渐加重的丈夫，吴先生的妻子急在心里。想想风雨同舟几十年，当年意气风发的丈夫如今愁眉不展。这段时间，他们是四处求医，检查做了许多，问题却没解决。

临近年末的时候，吴先生接到最初接诊医生的电话。他说，河南省人民医院神经内科主任医师冯淑曼要来义诊，建议请她看看。

虽是寒冬，吴先生和妻子还是早早便来到医院等候，盼望着能早点让冯主任看看。

"建议再到省医做个肌电图检查，初步判断像是神经系统出了问题。"冯淑曼看着吴先生的病历，耐心给夫妻俩分析病情。

2021 年 3 月初，吴先生在妻子的陪同下来到河南省人民医院神经电生理诊室，由另外一位医生、副主任医师冯淑艳为他进行了检查。

检查结果显示，吴先生的四肢多发性运动、感觉神经纤维受损，数据上分析是轴索损害为主。加之吴先生所说的症状，一个十分罕见的疾病便出现在了冯淑艳的脑子里：难不成是肯尼迪氏病？

冯淑艳立刻将该病人的情况汇报给神经电生理主任李六一，专家们认真分析研究后，建议为吴先生做进一步的基因检测，这也是肯尼迪氏病诊断的金标准。

该病学名为"脊髓延髓性肌萎缩（SBMA）"，是一种 X 连锁隐性遗传病。发病者大多是成年男性，表现为肢体近端和舌肌的萎缩、无力；晚期生活无法自理，最终常因球部运动神经坏死，吞咽能力逐渐丧失而导致死亡。由于这种疾病常常下肢先出现无力，病人发病时又常在中年，所以很容易跟腰椎病混淆而产生一些不必要的治疗。

肯尼迪氏病的发病率大约为每 10 万人中有 1 ～ 2 例，在美国，男性中发病率约为 4 万分之一。由于患病人数少，因此它被收录进我国第一批罕见病目录中。

半个月前，吴先生的基因检测结果证实了专家们的判断，确诊为肯尼迪氏病。

"目前临床上并没有什么特别有效的治疗方法。肯尼迪氏病虽能致残，但相对来说发展较慢，病程较长。病人与家属会有相当长的时间与肯尼迪氏病相处，需有与病魔长期周旋的心理准备。"冯淑艳说。

"终于确诊了！虽然是一种摆脱不了的疾病，但经过了这么多坎坷曲折的就诊经历，最终在省人民医院专家这里得到了准确答案，这对我们一家而言，已经是一种难得幸运！我们要做的，就是勇敢面对它，适应它，珍惜生活、拥抱生活！"吴先生的妻子说。

面对如此罕见的疾病，省医专家团队为吴先生提供了正确诊断，避免了后续一系列不必要的检查，为曲折的就诊之路画上了句号，定期随访、密切观察，并为吴先生和家人及时进行有效的心理疏导。离开医院时，吴先生和家人再三感谢专家团队，直言他们备受煎熬的内心终于平静了。

2021-04-28

奥斯卡奖放榜！最催泪的却是一种病

今年的奥斯卡颁奖典礼上，一部名为《困在时间里的父亲》的电影，荣获最佳改编剧本、最佳男主角 2 项大奖。这部电影赚足了评委和观众的眼泪，但最吸引热议和关注的却不是电影拍摄本身，而是影片中的一种疾病。

阿尔茨海默病它让遗忘成为最残酷的词语

有人说，人的一生会死 3 次。

第 1 次是他断气时，从生物学上他死了。

第 2 次是他下葬时，人们来参加他的葬礼，怀念他的一生，在社会上他死了。

第 3 次是最后一个记得他的人把他忘记了，那时候他才真正地死了。

正如电影表达的，死亡不是生命的终点，遗忘才是。

阿尔茨海默病让这种死亡提前到来，它折磨的不仅仅是患者本人，更让患者的亲人痛苦不堪。

在河南省人民医院总有这样的患者，他们的故事让人揪心。

张先生，75 岁的数学教师，几十年的工作给了他很强的逻辑性，也掩饰了疾病的到来，他会用逻辑，带过自己的遗忘。

直到他连 2 天前刚买的新房都已忘记，家人才发现他的疾病。

王女士，刚刚 50 岁的家庭主妇，丈夫工作时接到妻子的电话："快回来救我，我快活不下去了！"

是的，她的症状已经严重影响了生活，一间面积不到 50 平方米的小超市，她花了半个小时，却仍未找到那唯一的出口……

他们都是阿尔茨海默病患者，据不完全统计，中国阿尔茨海默病患者的人数居世界首位，目前已经超过 1000 万。

患者的家人不得不面对一个残酷的现实：疾病只会加重，不会变好……

他们只能眼看着亲人一点点丧失记忆，一步步丧失自理能力。

不得不忍受亲人突然的坏脾气和突然的狠话，而患者就像一棵掉光了叶子的树，意识先于身体死去，独自迷失在时间和空间里。

徐长水，河南省人民医院脑血管病医院认知障碍性疾病亚专科主任专家提醒：身边的亲人如果出现这些症状要及时就诊。和过去相比，记忆力明显下降，常常忘记刚说过的话或刚做过的事。性格性情有改变，变得固执、多疑；或经常发呆、情绪低落、缺乏兴趣；行为个性改变，让家人难以理解；把废品当宝贝；出现幻觉。计算能力、注意力减退，语言能力变差，定向力变差。

阿尔茨海默病根据病症由浅到深可以分为：早期、中期和晚期，一般多发于65岁以上的老年人。早期一般是2～3年甚至更长；中期为2～8年，晚期为1～2年。

给老年人的建议：对于退休的老年人而言，退休后不要整日在家闲坐，每天看电视、读报纸、玩手机；可以报个老年兴趣班，或者跳跳广场舞，在公园下下棋；多进行和他人有交互的活动，让大脑有持续的刺激。

给子女们的建议：关注父母生活习惯的改变，如一向健谈却突然变得沉默，一向心平气和却经常发脾气；或者生活细节的改变，比如当你问他晚饭吃了什么时，他说不上来；炒菜时放两次盐或者忘记放盐等。

或许我们无法逆转疾病，但正规及时的治疗，能延缓疾病的速度，多陪陪亲人吧，别让他们困在时间里。

2021-05-19

女性"第一大杀手"留下的伤痛，谁来抚平？

这是"女性第一大杀手"给她留下的伤痕，一只胳膊粗，一只胳膊细，两者差了近1/3。衣服很难买，夏天不敢穿短袖……

然而，3年来她却只能"习惯"这种异常，因为，"医学上没啥好方法"。

直到，她听说河南省人民医院开了一个特殊的门诊……

两条手臂"不一般粗"的痛苦

看到吴女士的手臂，乳腺外科护士长韩智培和护士邱军彦心里很不是滋味。

只见吴女士的右臂比左臂明显粗大肿胀，经测量，差值达8～9厘米。

而且，右臂的皮肤发硬，出现了纤维化、脂肪堆积，每天感到憋闷酸沉，上肢功能也受到了影响。

"3年了，买衣服成了件纠结的事，只敢买大号的，要不右胳膊穿不进去；夏天偶尔穿一次短袖，总有人盯着我手臂看，太难受了……"吴女士倾诉着。

吴女士是韩智培、邱军彦在乳腺康复护理和乳腺淋巴水肿治疗门诊接诊的患者。

3年前，她做了右侧乳腺癌根治术，并对右侧淋巴结进行清扫。然而术后常见的并发症——乳腺淋巴水肿出现了。

特色门诊"专攻"乳腺癌术后困扰

乳腺癌相关淋巴水肿是由于多种因素引起的上半身淋巴液积聚，特别是腋窝、乳房、手臂及躯干等部位，是一种慢性炎症性疾病。

研究表明，淋巴水肿发生率为7.2%～82.2%且随着时间推移而增加，它能导致上肢外观异常、反复感染、肢体活动受限甚至诱发上肢淋巴肉瘤对患者术后生活质量，影响十分明显。

四处求诊时，吴女士先后尝试过功能锻炼、气压治疗、药物治疗等但效果均不明显。

得知河南省人民医院乳腺外科开设了专门的淋巴水肿治疗门诊，她赶紧前来咨询。

经评估后，吴女士在乳腺外科病房接受了淋巴水肿综合治疗（CDT），这是目前国际上广泛采用的具有良好效果的治疗方法。

淋巴水肿治疗师邱军彦为她进行了徒手淋巴引流，压力包扎等治疗，以轻柔舒缓的专业手法

将手臂上的淋巴液，向上引流回去并用特制的绷带，在不同部位用不同压力值进行包扎，形成科学的压力梯度。

连续治疗 10 次后吴女士的淋巴水肿症状明显减轻。

治疗后，两臂的压力值减小到了 3～4 厘米，外观上基本看不出差别了。

她感到从未有过的轻松"真是太感谢了，你们解决了困扰我多年的大问题！"吴女士感激地说。

为女性提供全程优质的乳房照护

目前，乳腺癌已成为世界癌症发病率首位的癌症是女性"第一大杀手"。

而手术是乳腺癌最主要的治疗方式。

乳腺癌相关淋巴水肿是手术严重的并发症之一。

此外，患者还会面临伤口护理、患肢功能锻炼、体重管理、形体恢复、心理调适、回归社会等一系列康复问题。

科学合理地进行乳腺康复管理，是乳腺癌术后患者的迫切需求。

河南省人民医院乳腺外科，在乳腺癌术后康复护理和全程管理方面积累了丰富经验，已成功开展了百余例上肢淋巴水肿治疗。

2021-05-24

别让心理问题，成为高考前的"坎"

这段时间，河南省人民医院心理医学科门诊"人满为患"。

而且，90%以上的患者竟然是13～17岁的青少年，其中相当一部分是学生。在即将高考的关键时刻如何才能照顾好，学子们的心理健康。

对此，资深心理医生有话说……

"最近我的门诊量每天超过100人次。节假日来就诊的，90%以上都是13～17岁的青少年。"

提起青少年"扎堆儿"看心理门诊，河南省人民医院心理医学专家孟焱副主任医师有些忧心。

来就诊的孩子，大多以抑郁、焦虑等症状为主，不少孩子存在自伤行为。

简单地说，就是自残等自我伤害的行为。

如果不能及时干预，甚至可能威胁孩子生命。

"这两年，青少年抑郁症越来越受到关注。但出现自伤等较严重情况的，并不都是抑郁症。"孟焱说。

破坏性情绪障碍、双相情感障碍、人格障碍、应激障碍等，都有可能导致孩子出现抑郁症状和"非自杀性自伤"行为。

下面这些导致自伤的原因，更是让人意想不到。

1. 为了释放内心的负性情绪

自伤难道不疼吗？对自己下狠手到底有多难？

许多人一定想不到，在严重负性情绪困扰下，孩子自伤时甚至感觉不到疼。

2. 为了吸引家长、老师关注

不关注，就自残？听起来有点匪夷所思，但对于青少年而言，却是成长过程中存在的真实心理诉求之一。

孟焱就接诊过一名少女，一边用刀划伤自己，一边笑着录视频发给妈妈，只是为了能让妈妈赶快回家多陪陪自己。

3. 纯粹出于模仿

心理健康孩子的心理问题多与家长有关。

"你只管好好学习，其他的用不着你操心。生活保障我们来做。"

这话听起来耳熟吗？堪称许多家长的标准对白。

孩子心理出了问题，和父母有啥关系？

有关系，大有关系。

孟焱提醒：父母和孩子之间的互动出了问题，这是导致孩子心理问题的重要原因之一。

很多父母认为：我供你吃、供你穿，要什么给你什么，你有什么想不开的？

事实上，当代青少年物质条件相对丰裕，精神心理层面的需求日益增长，但在学习生活中，却很难得到相应的满足。

许多家长和孩子之间缺乏足够的沟通。

沟通碰壁后，许多孩子心里会倾向于拒绝再次沟通。

久而久之，问题积压，心理健康隐患也越发严重。

因此，家长朋友们，你们才是孩子心理健康的重要责任人。

家长一定要设身处地，尊重孩子，积极主动关注孩子心理动态和身心健康。

有些焦虑感是正常的，但过度焦虑不利于考试的正常发挥，应学会调适、缓解。

这时家长不要再给孩子施压，而是要减压。

建议考生尽可能固定作息时间，制定适合自己的学习计划，适度加强体育锻炼，增加睡眠时间。

2021-05-31

新型"现代文明病"在儿童中高发

有种病，患者都是孩子。最明显的症状，是患儿脸上会出现奇怪的表情。

家长看了相当受不了，当做"坏毛病"一通斥责，导致雪上加霜。

这种病，是近些年才出现的新型"现代文明病"。更让人吃惊的是，它在门诊每天都能见到多例。

"医生，您看，这全是孩子的眼药，能用的都用了，就是治不住啊。"在河南省人民医院省立眼科医院门诊，聪聪（化名）爸爸焦灼地打开袋子，给副主任医师王璐璐，看孩子各种各样的眼药。

6岁的男孩聪聪，怯怯地躲在爸爸身后眼睛频繁地眨巴。

"您看，孩子老眨巴眼，怎么说他也不听，养成这种坏习惯，长大了可咋办？"

聪聪爸爸说，他领着孩子跑了多家医院眼科，什么抗菌的、抗病毒的眼药开了一大包，却没什么用。

认真询问症状用裂隙灯检查完后，王璐璐告诉聪聪爸爸，孩子得的是一种叫儿童多瞬症的新型眼病。

其实，这病具有一定的自愈性，无须过多检查、用药，如果有眼睛干涩、发痒，对症使用润滑类的眼药，就可以明显改善症状。

但要注意，家长千万不要为此过度紧张、担心，进而反复提醒、斥责孩子。

事实证明，这样做反而会适得其反，导致孩子病程加长。

吵孩子几句，就能让病程加长？

夸张了吧？真没有。原因和孩子的生理和心理特征有关。

"儿童多瞬症？还是第一次听说这种病"聪聪爸爸很惊诧。

王璐璐告诉他，瞬目即眨眼，儿童多瞬症是不伴有其他眼病或全身疾病，而以频繁眨眼为主要表现的现代文明儿童眼病。

正常人每分钟眨眼10～12次，多瞬症患儿每分钟眨眼达15次以上，甚至20多次。

孩子自己不会感到不适，但家长就受不了了，认为是种"坏毛病"而斥责孩子。

临床诊疗实践表明，家长越提醒、越呵斥患儿越紧张，自己又控制不了眨眼次数，由于孩子生理和心理的特殊性，很容易加剧症状。

这种病从 20 世纪 90 年代才开始在眼科临床出现，2000 年以后临床病例逐年增多。王璐璐每次坐诊，都能接诊好几个这样的病例。

患儿一般是 2 ～ 9 岁的孩子。

9 岁后，随着视觉发育的日臻成熟，眨眼症状往往会逐步消失。

那么，多瞬症到底是由什么原因引起的呢？

王璐璐介绍，早在 20 世纪六七十年代时，临床上从未见到过儿童多瞬症病例。而随着电视的普及，临床就诊病例逐年增多。

2000 年以后，尤其是新冠肺炎疫情发生后，临床就诊的孩子明显增加。

患多瞬症的孩子，详细询问就会发现他们都有一个共同点：每天平均看电子屏幕的时间达一两个小时，长的甚至达十几个小时。

"减少看电视、看手机时间，对治疗十分重要。"王璐璐说，生活中建议家长以身作则尽量少看电视，多陪伴孩子进行一些体育运动等。

另外，矫正偏食习惯，治疗可能存在的结膜炎症或干眼，有助于儿童多瞬症的恢复。在医生指导下，辅以滴用玻璃酸钠等人工泪眼剂，也能改善症状。

王璐璐提醒，儿童多瞬症还要注意和儿童多动症与抽动症区分鉴别，一旦发现孩子除了眨眼以外，还有多动、注意力不集中，以及扭嘴、搐鼻、挤眼等抽动症表现时，一定要尽快到儿科就诊。

2021-06-02

一颗螺丝钉，引发截肢

第三次。

这已是金先生第三次面临截肢了。

起因竟是一颗小小的螺丝钉……

脚踩钉子走路却未发觉

半个多月前，金先生急匆匆找到河南省人民医院糖尿病足亚专科主任、主任医师张会峰，说他近来一直在发烧，左思右想，怀疑和脚被钉子扎伤有关。

说罢，金先生褪去左脚鞋袜，露出伤口。

伤口足有 5 毛钱硬币大小，位于二脚趾下方，内里组织破坏严重，脚骨依稀可见。

这样的伤口，不像是被扎了一次，倒像是被连续扎、磨导致的。

确实如此。

原来，在金先生看病的 3 天前，他偶然发现自己的左脚被钉子扎伤了。

但出血少，又没有痛感，所以当时并没在意。

直到他突然开始发烧，反复思索后，才想到脚底的伤口。

低头一看，把他吓了一跳。

伤口比之前明显更严重而且吓人。

一颗螺丝钉竟然直愣愣地戳在拖鞋里。

连着三天脚踩钉子走路，他却丝毫没有察觉。

为什么会这样？

因为一种病在作祟：糖尿病足。

金先生患 2 型糖尿病近 30 年

由于经济拮据，并未系统治疗，导致病情控制不佳，周围神经发生病变，引起感觉缺失。

另外，曾患有冠心病、下过支架等病史也加剧了他的血管病变。

"他是我的老病号了。"

张会峰说，每次见面，都是他病情严重到要截肢的地步。

其中的曲折超乎想象……

13 年前，先是金先生因为四肢麻木、脚趾溃烂被诊断为糖尿病足，不得不在当地医院截掉左脚小脚趾。

而后又因病情进展，左脚大脚趾缺血、溃烂，再度面临截肢。

幸运的是，他找到张会峰后，张会峰带领团队不仅为他治好了患处，还保住了大脚趾。

直到 3 年前他又出现右脚二脚趾溃烂，张会峰团队再次"力挽狂澜"，保住了其脚趾。

如今看着金先生的伤口，再看看他大脚趾上的瘢痕以及已缺失的小脚趾，张会峰非常痛心。

"这次太严重了，发现的太晚，伤口累及到了第二跖趾关节，关节囊也遭到破坏。"

张会峰解释，由于金先生被钉子扎后并未足够警惕和及时就医，导致病情恶化，伤口处的组织缺损严重，感染也非常重，多种细菌混合感染，侵蚀力很强，只能截除受累的跖趾关节。

张会峰提醒，糖尿病患者一定要重视系统治疗、严格控制血糖，并且每天检查足部，保持对糖尿病足的高度警惕，早发现、早治疗。

当糖尿病患者出现以下症状时，说明已存在神经病变的可能，千万别拖延，要及时就医：手脚疼痛，呈烧灼痛、针刺痛、电击痛，夜间常常加重；手脚麻木，发紧，发凉；原来汗脚，近期干燥无汗，干裂脱皮，甚至在夏天裂口子。脚底板的茧子增厚，用刀片刮除后很快又增厚。脚指甲增厚变形，出现经久不愈的甲沟炎。行走不稳，走路发飘，常常莫名其妙地摔跟头或踉跄。

而对于已经发生了周围神经病变的患者应注意：控制好血糖，以防神经病变进一步加重。及时就医，在医生指导下使用营养神经的药物；做好日常防护，在洗脚、洗澡时，最好让家人帮忙试试水温，或使用温度计测量水温，使水温不高于 40℃，避免烫伤。

2021-06-03

"人机合一"让小伙挺直腰板

6月3日，河南省人民医院 A3 手术间。

战功赫赫的第四代"达芬奇"手术机器人，再次与专家"人机合一"为一名年轻小伙进行乳腺手术。

小伙子？乳腺手术？

没错。这是一场特殊的手术，达芬奇机器人不仅要配合专家精细、精准、精妙地完成全部手术，还要兼顾一项重要任务：保住小伙子的"帅气"。

几天前，乳腺外科主任医师李文涛接诊了一名男性患者。

这是一位皮肤白皙的高个子帅小伙，唯一与他颜值违和的地方就是他含胸驼背的形态。

小伙十分羞涩地告诉李文涛，今年 19 岁的他从上初中起就发现自己的胸部在慢慢增大，直到现在胸部竟然有 B 罩杯。

为此，他变得十分自卑不愿出门。

"为什么不早些来医院呢？"李文涛关心地问。

小伙掀起半截短袖，肋骨处一条蜿蜒曲折的长疤瘢顿时露了出来，原来是以前手术的"印记"。

小伙说，他曾因为小耳畸形动过手术，当时取的自体肋软骨进行修复。

意外的是术后，无论是他的耳朵处，还是肋骨处都留有，十分抢眼的疤瘢。

疤瘢不仅宽、凸出皮肤表面、长满疙瘩，每逢下雨天还会发痒。

"后来我才知道自己是瘢痕体质。"小伙说，他不想再因为手术，给身上留下长长的疤痕。

他就想找一位能为他微创手术的医生。

这样的求医需求对于李文涛和其团队来说并不是难题。

如今的乳腺微创技术足以达到小伙的要求，但有什么办法能更上一层楼吗？

李文涛与贾琳娇医生等团队成员展开讨论，认为有一种手术方式能力求"完美"：利用第四代"达芬奇"手术机器人。

而另一边，小伙也完成了系列检查确诊为单纯乳腺过度发育，排除了其他疾病造成的因素。

一大早，经过充分准备手术正式开始。

李文涛团队为小伙选择了隐秘的入口，从腋窝下一个3厘米的小切口"开辟"出，通往一侧乳房的"走廊"进入乳房后，再"扩"一个操作空间……

万事俱备，也到了"人机合一"的时刻，只见李文涛坐进"达芬奇医生"操作台，仔细操作。

手术台上的"达芬奇"则听从指令，灵巧地运作机械臂辅助医生进行更为微创、稳定、精细的乳房修整手术。

一侧乳房被精细修整完后，另一侧修整也随之展开……

几个小时后，手术顺利完成。

效果也立竿见影，原本影响小伙帅气的患处，在手术团队的妙手翻飞下变的平整无异样。

李文涛介绍，患者这种情况叫男性乳腺发育。一般门诊上接诊的男性患者多为此病。究其原因，主要跟现在的环境以及不良饮食习惯、生活习惯有关。

应该何时治疗？当小男孩过了青春发育期后，发现发育的乳房不能缩回去，仍然在增大时，建议尽早就医，以免影响孩子心理健康。

目前，全国范围内利用该"达芬奇医生"开展乳腺手术的并不多。

当天这场手术是河南首台在第四代"达芬奇"手术机器人辅助下完成的乳腺手术。也是让小伙从此挺直腰板的一台"自信"手术。

2021-06-08

耳朵与大脑间有"裂缝"

从 2 年前起，不满 5 岁的童童（化名）好似被脑膜炎"缠上"了。

隔段时间就犯病，治好以后又复发，童童的父母欲哭无泪……

脑膜炎成了"家常便饭"？

"刘主任，麻烦您给看看吧！"

近日，一名年轻妈妈带着患脑膜炎的孩子找河南省人民医院耳鼻咽喉头颈外科耳科亚专科主任刘军看病。

患脑膜炎找耳鼻喉科专家？

您没有看错。

这样的疑问年轻妈妈一开始也有，但她还是听从儿科专家的建议带着孩子来了。

年轻妈妈十分焦虑："不知道咋了，孩子老是得'脑膜炎'。"

年轻妈妈抹着泪说，从 2019 年开始童童很容易右耳朵疼，随后就会出现剧烈头疼以及恶心、呕吐等症状。每次发病医生都明确诊断为脑膜炎，但闹心的是每次治好还会复发。

这一次他们直接带着孩子来省医儿科看病。

"儿科治疗后，孩子的病情稳定了，但医生提醒我要仔细想想有没有啥诱因。"童童妈妈说，她唯一能想到的是孩子每次都是先耳朵疼，再出现其他症状。

会不会跟耳朵有关？

原来，童童刚出生时右耳听力筛查并未过关，但鉴于左耳一切正常，且多年来他也没有任何不适症状，就没再管过这个事……

"很可能跟耳朵有关。"

刘军当即安排患儿做了 CT 检查。

结果一出，引起童童反复脑膜炎的病因也有了眉目。

片子上清晰地显示，童童的右耳内耳发育畸形，中耳腔听骨链周围有软组织密度影。

"您给孩子治治吧！"童童反复发病，多次看病都没找到真凶，这次终于有了希望，焦虑不堪的童童妈妈当即请求。

医生这次一定要为孩子解除病根。

考虑到患儿年纪小，常规手术会在他耳后留下疤痕……

刘军和副主任医师史凌改决定采用全耳内镜下微创技术进行手术。

尽管手术前已经对患儿的右耳畸形情况进行了充分检查和了解，但手术一开始，在内镜下看到孩子的内耳发育情况后，手术团队还是吃了一惊。

原来，由于患儿内耳发育畸形的缘故，耳朵与大脑之间有一条裂隙。这表明，患儿内耳中镫骨底板与前庭窗未完全"密封"，形成了"通道"，细菌正是通过这条裂隙"直通"大脑……

这就是童童反复脑膜炎的真正原因。

当童童感冒或者擤鼻涕不注意时，细菌会通过咽鼓管进入中耳，导致急性中耳炎或镫骨周围发生炎症，当细菌沿着裂隙进入外淋巴液、脑脊液就会反复引起脑膜炎。

像童童这样的情况，手术团队需要将其畸形的镫骨底板取出，再将裂隙"堵住"。

听着简单，但具体实施却不容易。

镫骨周围有面神经等重要结构，手术难度高。每一步操作都要求手术团队精准、精细。

令人欣喜的是手术最终取得圆满成功，术后童童恢复顺利。

史凌改提醒各位家长：发现孩子内耳发育畸形，一定要尽早治疗；另外由于儿童咽鼓管相对宽、短、直，容易发生急性中耳炎，所以建议尽量减少游泳等运动，感冒时请勿用力擤鼻涕等。

2021-06-22

微整形的"火坑"还是踩中了

割个双眼皮，填充一下太阳穴，再垫一垫鼻梁……

追求高颜值的时代，就连许多男士都在打听，割眼袋多少钱？

谁不想再好看一点？

但追求美也是有"要求"的，否则……

美了不到 1 个月，我快被折磨崩溃了

大概是在 3 月份，我发觉眼睛比较干，尤其是早晨起床后，情况更严重。

后来，看东西久了就会眼睛酸疼，还有些模糊，另外还无法看近处，否则立刻就恶心想吐。

我唯一能想到的诱因就是——1 个月前曾在美容院做了提眉术。

随后，我一口气跑了多家医院，挨个儿看了 7 位眼科专家！这期间，我又开始头疼、总感觉鼻梁里有液体，先后看了疼痛科、神经内科还有耳鼻喉科。

前前后后折腾了好久，医生将各种情况一一排除后，我再次绕回了眼科。看了第 8 位眼科专家，河南省立眼科医院微生物室主任医师孙声桃。

病因，终于找到了！

原来，做完提眉术后，我的眼睛在睡觉时并不能完全闭合，导致泪液蒸发过多，我原本就有些眼干，这样更是雪上加霜。

——38 岁的汪女士讲述

我折腾眼睛，眼睛折腾我

年前，我和闺蜜一起去整形机构垫鼻子，还将原本不太明显的双眼皮也进行了修整，顺便又种了个睫毛。

没想到，糟心事来了！我的眼睛开始泛红、不舒服，越来越疼，扒开眼皮，还能看见眼珠上有白色的东西。

等我找到医生后，才知道原来自己得了角膜溃疡。起因正是由于刚做的双眼皮修整和种睫毛。

——30 岁的刘女士讲述

孙声桃担忧地说："上述两位患者的情况不是个例，微整形手术引起眼部疾病的患者真不少。有割完双眼皮闭不上眼睛的，有割完眼袋后眼疼、头疼的。"

针对当下流行的微整形手术，她有 3 条建议送给大家。

一定要选择正规医院；对于眼部周围的微整形，建议先进行眼表健康评估，如果眼睛本身健康状况堪忧，微整形手术可能导致症状加重；已经做过微整形手术的人若出现眼疼、眼酸、眼疲劳，以及视物模糊等，一定要及时前往医院找专科医生检查、诊治，以免造成不可挽回的健康损失。

2021-07-13

医生"探"案 ："嫌疑人"竟是条鱼

闹心，真闹心，陈阿姨最近有件烦心事。

右手食指不知何时多了个小伤口，还不时有脓液渗出，看了几个医生有说是"疮"，有说是感染，又是切开排脓，又是吃药输液……

这啥时候才是个头啊！

然而，一通操作猛如虎，几个月折腾下来受伤的手指不仅没有愈合，陈阿姨的右手手臂上，又陆续出现了几个奇怪的皮下"肿块"。

直到这时，陈阿姨才真的慌了神。

近日，她来到河南省人民医院皮肤科就诊。抽丝剥茧问诊如探案，看完陈阿姨的病历，皮肤科主任医师李振鲁陷入了思考：原有伤口数月不愈；新的结节似乎沿着淋巴管扩散。一个推测在李振鲁心中隐约成型，为了验证这个想法，李振鲁又连续追问了几个问题"什么职业？""家庭主妇""啥时候发现伤口的？""有大半年了""过年你家年货买鱼了吗？"李振鲁话锋突变。

陈阿姨显然被这个跳脱的问题弄懵了，"有，有。亲戚给送了几条海鱼，让尝尝！"

说到这里陈阿姨突然一个激灵，拍着巴掌跟李振鲁说："拾掇鱼的时候，手被刺破了，伤的就是这个手指头"。

李振鲁这下便觉得有了"九成把握"。他交代皮肤科李丽娜医生，对患者患处皮肤进行组织病理检查及特殊染色，并对组织进行了病原微生物宏基因组测序。

"科技助力，诊断如虎添翼"李振鲁说，宏基因组测序是通过全面分析患者样本中微生物（包括 DNA 和 RNA），精准识别"坏分子"。让感染治疗从"炮轰"到"狙击"，从而实现对感染性疾病的精准治疗。

测序结果不出所料，在陈阿姨的病变组织中发现了"海分枝杆菌"。

迁延不愈的伤口就是，由海分枝杆菌感染，引起的一种罕见的慢性肉芽肿性疾病。这种病，一般由于患者接触污水或患病的水生动物（尤其是鱼）而发病。

"元凶"终于浮出水面，找到病因后，皮肤科为陈阿姨制定了有针对性的三联药物疗法。

效果显著，感染很快得到了有效控制，陈阿姨病情明显好转。

什么是海分枝杆菌？

在海水和淡水中均可存在，属分枝杆菌类，在 28 ～ 32℃水温最为活跃，超过 37℃就很难存活。生活中并不常见，一旦侵入人体，开始表现为皮肤丘疹，随后引起浅表溃疡及形成肉芽肿，并会沿淋巴管蔓延（如手臂、腿部等）。

虽然病情一般发展较慢，但若不加干涉，也会引发严重后果（截肢），在免疫系统受损的病人身上，还会出现扩散性的感染和菌血症。

李振鲁提醒，海鲈鱼、条纹鲈鱼等，养殖鲈鱼、罗非鱼、淡水鱼中的鲤科类等，鱼类都较容易感染分枝杆菌。

因此，对经常接触水产品的人群，一定要提高警惕，在处理鱼类时最好戴厚手套，以免刺伤。

一旦不慎划伤，建议到正规医院找专业医生进行诊治，并主动告知医生鱼类接触史避免延误病情，影响治疗。

2021-07-16

7 岁女孩洗了个头，面瘫了

近日，一名 7 岁小女孩就因为洗了个头没吹干，第二天起床嘴巴歪了。

女孩的母亲发现孩子异常后，立刻带她来到河南省人民医院儿科就诊，接诊医生详细询问了女孩发病前的活动情况。

据孩子母亲回忆，发病前一天晚上，她曾带着女儿洗澡，洗完澡之后头发还未干，想着天气炎热，没有吹干头发，就带她骑电动车外出，女孩站在前排，头发自然风干。

回到家后，女孩曾向她反映有一侧脸部不适，伴随有偏头痛。妈妈看了看孩子，并未发现外表明显异常，以为是吹风感冒，并未放在心上。

直到第二天起床，发现小女孩嘴巴歪了，右眼无法闭合这才意识到问题的严重，立刻送医就诊。

经过详细诊断，儿科医生明确女孩患的是周围性面瘫。省医康复医学科康复治疗师陈洁，为女孩制定了详细的康复计划。经过一段时间系统康复训练，女孩右眼已能完全闭合，嘴巴歪斜的症状明显改善。

陈洁介绍说，夏秋天冷热交替，是面瘫的高发季节。夏天到来后，康复医学科收治的周围性面瘫患者明显增多，周围性面瘫又称 Bell 麻痹或面神经炎，是面神经管内面神经的非特异性炎症引起的周围性面肌瘫痪。

任何年龄均可发病，男女发病率相近，绝大多数为一侧性，双侧者甚少。

主要的发病症状为口眼歪斜，无法完成抬眉、闭眼、鼓嘴。

专家提醒，周围性面瘫多由冷热交替刺激导致，以下不良习惯最易诱发周围性面瘫。猛吹凉风，尤其是大汗淋漓之后对着空调或电扇猛吹；睡凉席，尤其是在阴凉的地板上铺凉席睡觉；撸串配冰啤酒，亚健康的生活加上冰啤酒的刺激，免疫力进一步降低，更易发病。

周围性面瘫发病早期，都有比较明显的症状。

专家提醒，身体在吹风或冷热交替刺激后出现：单侧耳后到头顶疼痛，面部出现单侧麻木紧张等异常，眼睛干涩、闭合，嘴角漏水，吃饭时后槽牙藏食物，这些都是周围性面瘫发病早期常见的症状，应前往医院就诊，将面瘫的危害降至最低。

2021-09-13

5.6%的概率，怎么会刚好落在我身上？

很长一段时间里，林华都会梦到一个胖乎乎的孩子，大声喊着"妈妈、妈妈"，笑着跑向她……

三次怀孕，一次胎停育，一次妊娠生化、一次自然流产，林华自嘲集齐了习惯性流产的所有类型。

求子路艰难，可她太想有一个孩子了。

第三次怀孕，林华说，从知道的第一天，她就辞了工作，专心在家静养保胎。为了能成功，躺平成了她每天最重要的工作，连翻身都要小心翼翼分成几个步骤完成。可到了怀孕的第 72 天，孩子还是没保住。而这，已经是她三次怀孕中，时间最长的一次。

伤心、痛苦、焦虑、抑郁……负面情绪排山倒海而来，她甚至开始愤怒："为什么别人都能生，我们不行？"

有人求而不得，有人拥有却无法开怀

有人求而不得，有人拥有却无法开怀。玉敏已经有两个孩子，但这却是她整夜无法入睡的心结。

几年前，玉敏的第一个孩子降生，是个女孩儿，丈夫比她还高兴。但长着长着，就发现孩子和别的小朋友明显不一样，"长得小，浑身软绵绵，也学不会说话"。夫妻俩带着去看了很多医生，也没弄明白原因。

玉敏甚至觉得是因为怀孩子后没有去庙里还愿，到生第二个孩子时，她烧香拜佛一个不漏，围产保健次次都做。可不幸再次降临，第二个孩子和姐姐一样，再次出现了明显的发育落后和智力障碍。

玉敏觉得在村里抬不起头，她和丈夫明明都聪明能干，家里几代都老实本分，为什么却连着生了两个"傻"孩子？

为求一个答案，她甚至找了看风水的来看过家里的祖坟，找算命的算过前世今生。

出生缺陷，求子路上共同的敌人

同样在反复叩问"为什么"？抽丝剥茧想要找到原因的，还有河南省人民医院医学遗传研究所的廖世秀主任。

作为全国产前诊断技术专家组成员、河南省遗传优生学术技术带头人，廖世秀的遗传优生门诊汇集了来自全国各地的患者。

"求子路"上，他们有着各不相同的坎坷：有的像林华反复流产，有的像玉敏有过不良孕产史，有的是自己身患血友病等遗传病，渴望下一代能身体健康，还有在围产检查中，发现胎儿结构异常，"是去是留"迫切希望得到专家权威意见的准父母们……

为了能够拥有一个健康的孩子，这些"求子"的夫妇，大多尝试过各种各样的方法，甚至在不同科室间兜兜转转。最终，一部分人踏入遗传优生门诊，试图寻得一个答案。

廖世秀说，其实大家面对的是共同的敌人——出生缺陷。

出生缺陷是指婴儿出生前发生的身体结构、功能或代谢异常，是导致早期流产、死胎、婴幼儿死亡和先天残疾的主要原因。

我国是出生缺陷高发国家，根据《中国出生缺陷防治报告》统计，目前我国出生缺陷发生率约在 5.6% 左右，每年新增出生缺陷数约 90 万例。

事实上，中国已建立了"出生缺陷三级预防体系"。一级预防未雨绸缪，防止出生缺陷的发生；二级预防重中之重，减少出生缺陷儿的出生；三级预防亡羊补牢，提高患儿的生活质量、促进健康。

这三道防线，就像三层滤网，一层层筛下来，能将出生缺陷的发生率尽可能降低。

但实际工作中，患者所处的状态往往是复杂而变化的，并非简单静止在各个预防层级中。

1996 年，河南省医学遗传研究所正式成立，几十年的工作中，廖世秀最直观的感受是，患者的诉求越来越复杂，也越来越多样；降低出生缺陷，绝非简单一"流"了之，需要医生具有全局考量和前瞻性的指导意见。

找一个答案

林华找到廖世秀主任的时候，没开口，泪先落。王金铭医生赶忙安慰她，"别怕，咱们一起找原因！"这也是在遗传优生门诊最常听到的一句话。

导致出生缺陷的原因很多，可以由染色体畸变、基因突变等遗传因素引起，也可能是环境因素导致，也可能是两种因素交互作用，甚至是其他不明原因……

仅仅是一个习惯性流产，细分到男女双方身上，病因就有十一大类之多。对夫妻双方的问诊，要从职业到生活习惯一直问到家族遗传，医生需要从浩如烟海的信息中，筛查出最可疑的致病因素。

廖世秀常说，这个过程就像探案，一点点抽丝剥茧，借助多样化的检查手段，找到病因，给出精确的诊断。然后才能有的放矢，补短板、强弱项、防风险、堵漏洞，帮助问诊的夫妻，在下一次孕育中，增加获得健康的宝宝的概率。

经过基因、免疫等系统检查，导致林华反复流产的病因找到了，是叶酸代谢基因出现突变，这个突变让林华对叶酸的吸收能力极低。

在廖世秀团队的帮助下，经过精准的对症治疗，林华夫妻终于生下了一个健康的宝宝。第二年，林华又来到遗传优生门诊，这次她想备战二胎。

而玉敏的为什么，在这里也得到了答案。

通过高通量基因测序和数据分析，确诊两个女儿患的都是"科恩综合征"——

这是一种遗传病，也是一种罕见病。玉敏两个孩子的致病基因，一个突变点来自父方、另一突变点来自母方，也正是此基因突变导致孩子出现生长迟滞、肌张力低下及智力低下等一系列症状。

"还能拥有一个健康的孩子吗？"成为玉敏两口最揪心的问题。

玉敏胆战心惊地再次怀孕了，妊娠 2 个多月后，廖世秀团队通过绒毛活检进行产前基因诊断，让人欣喜的消息传来，胎儿不携带前两个患儿该基因的致病位点！

随后经过全孕期的严密监测，玉敏足月顺产一个男孩，现在已经 2 岁，运动和智力等方面发育正常。

医生，这个孩子是去是留？

到遗传优生门诊寻求帮助的，还有在常规围产保健中发现异常的准爸妈们。

"小路，孕 13 周，胎儿颈部发现巨大水囊瘤。"

"之萍，孕 22 周，超声显示胎儿心脏畸形。"

"蕊蕊，孕 17 周，唐筛 21 三体高风险。"

简要的诊断描述后，是一对焦心忐忑的父母，一个命运未知的胎儿……

廖世秀给出的每个建议，都关乎着一个生命的去留，甚至关乎着一个家庭未来几十年的幸福。但廖世秀说，始终充满信心，因为支持决策的是身后整个强有力的团队。

医学遗传中心 2014 年成立国内首家"临床基因诊断与治疗院士工作站"，拥有数个国家级、省级实验室；在全国率先开展精准医疗的科研和临床应用工作。

可以开展染色体核型分析、无创 DNA 检测、拷贝数变异检测以及单基因病、染色体病的诊断，累计为十余万名患者提供出生缺陷、先天畸形的产前诊断与咨询服务。

而所有这些高精尖的检测分析，很多时候只需要患者配合抽取 3 毫升外周血或者 20 毫升的羊水，工作人员就能从中解读出生命传递的脉络和遗传的奥秘。

患有巨大水囊瘤的胎儿，是小路夫妻的第一个孩子。绒毛穿刺未发现染色体和基因的异常，在随后的大排畸彩超检查中也没有发现其他结构缺陷。胎儿出生后，只需要进行一个很小的手术，就能像正常孩子一样健康生活。小路夫妻终于把心放进了肚子里。

但幸运并不总在发生。

蕊蕊唐筛 21 三体高风险的胎儿，在细胞层面—染色体核型分析中并未显示存在异常，但在分子层面的检测中，医生却发现了在 16 号染色体存在微小重复。

正常人体有 46 条染色体，近 3 万个基因，31.6 亿个 DNA 碱基对，但即使是微小片段的重复和缺失，都会像蝴蝶的翅膀，掀起一场生命的海啸。

蕊蕊腹中的宝宝，16 号染色体微重复的片段中含有认知功能基因，这意味着孩子患有自闭症、智力障碍、发育迟缓风险剧增。

面对茫然的夫妇，廖世秀总是尽量先把这些艰深的遗传生物学知识尽可能掰开揉碎地讲，再将未来的各种可能和风险一一道明，郑重给出建议，最后将选择权交到患者手中。

有遗憾，但无"陷"未来更可期

在产前，总还有做出"选择"的机会。而当生命真正降生，一个孩子，一个家庭的命运就会被彻底改变。

让廖世秀遗憾的患者有很多，比如春芳，她的第一个孩子聪明机灵，但天生没有眼球！探究最终的原因，和母亲在孕期的病毒感染密切相关。这个悲剧本可以通过积极的备孕完全消除，也可以在孕期通过积极围产保健及时挽救。

但即使层层织密了预防网，总有心大的父母觉得 5.6% 的出生缺陷发生率，怎么可能刚好落在我身上。

但让廖世秀欣慰的是，随着社会的进步，观念的变化，主动到优生遗传门诊寻求帮助的夫妻越来越多。

因为母亲在 50 岁那年查出结肠癌，常宁带着孩子一起来遗传优生门诊做了基因检测。结果显示他和女儿也都携带有结直肠癌致病基因。

不久，常宁的妻子再次怀孕，绒毛基因检测结果显示，胎儿依然携带有肠癌致病基因。很长一段时间里，常宁都陷在失落自责的情绪中。

但癌症的发生是多重因素共同作用的结果，在廖世秀的建议下，常宁夫妇最终还是欣然接受了这个新生命。因为"没有完美无瑕的人，尽管基因无法改变，但通过早发现、早干预、尽早转变生活方式，依然可以拥有美好的生活"。

在此后的日子里，廖世秀常常在朋友圈看到常宁一家充满朝气，运动、慢跑的身影，廖世秀觉得很开心。探寻、了解、改变……也许这也是解读遗传密码的意义。

到 2021 年，河南已经连续 5 年将预防出生缺陷相关项目纳入省级重点民生实事，2020 年全省产前筛查率达到 65.22%。全省出生缺陷三级预防体系均有政府免费项目支撑，实现了全链条、全人群覆盖，出生缺陷三级预防体系日趋完善。

2021-09-16

腹背疼痛像刀割，差点要命，追查半年，元凶竟是……

背部疼痛、痛不欲生，过去的半年对60岁的王先生来说犹如噩梦一般。

从出现疼痛开始，他辗转省会数家医院看了七八个专业，做过十余项治疗病不仅没看好，还一步步从恶化到病危。

直到他来到省人民医院全科医学科……

2月，王先生无明显诱因出现腰背部疼痛，自行服用镇痛药物症状稍微缓解后，前往家附近的医院就诊，但没想到这只是噩梦的开始。

因患有2型糖尿病最初按照糖尿病周围神经病，给予相关检查和治疗但病情没有明显改善。

随后，王先生前往另一家医院骨科就诊，医生按照筋膜炎为其进行了 "针刀软组织闭合松解＋神经阻滞术"，出院后疼痛仍间断发作。

随后的半年中王先生前往多家医院就诊，用他的话说就是 "不是在看病，就是在去看病的路上"。

这期间，他看过的科室包括内分泌科、神经内科骨科、疼痛科、皮肤科……

曾被诊断为颈胸椎病、隐形疱疹、脊髓缺血、糖尿病神经病变、筋膜炎、神经病理性疼痛……

随着时间推移王先生病情越发严重，疼痛从腰背辐射至上腹部 "那种疼痛犹如刀割让人无法忍受！" 他只能每天靠吃止痛片缓解疼痛，甚至被诊断患上了焦虑症。

更让人闹心的是经过了半年的折腾，家人认为他可能没有病，一切都是心理作用，劝他说 "放宽心，你不想，就不会疼了"。

8月21日，王先生抱着最后的希望来到河南省人民医院全科医学科就诊，副主任医师李兵接诊后详细了解了病情。

李兵提出了一个假设，患者疼痛从腰背辐射至上腹，往简单想会不会只是单纯的胃肠道疾病？

随后，他又发现了一个之前一直忽略的问题，过去半年的就诊中王先生居然没有做过腹部CT，安排住院后立刻行相关检查。

辅助检查中血红蛋白93.0克／升大便潜血实验阳性。

李兵："正常人血红蛋白应在 120～160 克／升，王先生只有 93.0 克／升，说明他贫血；大便潜血阳性，说明他有胃肠道出血。"

专家团队按照全科医学科以人为中心的整体安全诊断策略，依据主要症状与体征以及辅助检查结果，罗列出可能产生腹背疼痛的疾病然后用循证医学观点，进行分析比较建立诊断。

首先考虑常见病、多发病最好能用一个诊断来解释全部临床现象。

而王先生表现出的主要症状用消化道溃疡都能解释得通，一天后的 CT 检查结果基本证实了李兵的判断。

CT 提示王先生存在十二指肠球部炎性病变可能建议结合内镜检查。

长达半年的寻医问诊元凶终于现形。

可让人猝不及防的是当日夜里王先生的病情急转直下。

22 时 20 分他突然呕吐大量咖啡色胃内容物腹部有压痛。血红蛋白下降至 69.0 克／升，这说明他的消化道相较白天突然出血了近 1 升，随时有生命危险医务人员立刻急救。

护胃止血并为其进行输血治疗，1 天后病情出现改善，之后几日未再出现腹部疼痛。

8 月 27 日，王先生的血红蛋白达到 109 克／升，身体各项指标可以满足无痛电子胃镜检查的条件，检查结果显示十二指肠球部溃疡（A1 期）。

李兵表示：十二指肠球部溃疡（A1 期）本身并不严重，对症用药后就能达到很好的疗效。但是，王先生起初的表现症状是腰背疼痛，加上患有 2 型糖尿病等慢性病，增加了诊断干扰。严重的消化道溃疡本身就会出血，而他长期服用止痛药物又加剧了对胃肠道的刺激，最终导致了消化道大出血。

8 月 30 日王先生各项指标达到出院标准，医护团队根据其血糖情况制定了饮食和运动处方。

出院时李兵叮嘱他，2 个月后复查胃镜，必要时进行活检，王先生终于不再为腰背痛犯愁了。

2021-09-17

惊！挖鼻孔挖成颅内感染

一项调查问卷显示，91%的人坦言自己会抠鼻屎，而剩下的9%是打死都不承认的，甚至在百度贴吧还有专门的"挖鼻孔吧"，誓要让"挖鼻孔"升级成一门生活艺术。

可是最近爆出来一条新闻，八岁孩子挖鼻孔导致颅内感染。

让不少正要伸进鼻孔的手指瑟瑟发抖。

为什么挖鼻孔会造成颅内感染？

河南省人民医院耳鼻喉科副主任医师臧艳姿介绍，其实人体本身存在着完整的血脑屏障，病菌一般很难进入颅内。但是，有一条容易被忽视的"小路"就是面部危险三角区（由口角两侧至鼻根部的三角区）。

儿童鼻面部血液循环十分丰富在挖鼻孔时，不清洁的手可能会将细菌等病原菌，带到鼻黏膜上。

同时，鼻尖鼻翼处皮肤富含汗腺和皮脂腺，很容易发生鼻疖肿，痤疮等感染性疾病，经常挖鼻很容易发生鼻前庭炎。

因为面部危险三角区的特殊结构，面部静脉没有瓣膜血液可以双向流动，这意味着，疖肿内的细菌，同样可以顺着这条"小路"沿血管一路逆行，向眼眶、颅腔内的海绵窦扩散。

形成严重并发症，如眶内感染甚至颅内的海绵窦感染，发病后轻者发烧头痛，重则出现败血症甚至危及生命。

除了颅内感染这个终极大 BOSS，挖鼻屎当然还有一些显而易见的危害：当众挖，有损形象；频繁抠鼻屎，会导致鼻毛变少变稀，人体呼吸道的第一道屏障就会被破坏，很容易导致感冒和流感发生，还可能损伤鼻黏膜加重鼻部的炎症；鼻腔黏膜血管丰富，用力过猛可能会引发鼻出血，经常粗暴挖鼻孔容易造成鼻部感染，诱发鼻窦炎、中耳炎、咽炎等。

鼻腔里普通的分泌物，不需要天天清理，鼻毛本身有一定自洁能力。

清理鼻涕和鼻屎时，可以用流动的清水冲洗或洗鼻器，如果有鼻腔硬物（顽固鼻屎）可以用柔软的清洁棉签，蘸上一点干净的水或者淡盐水滚动清洁。

2021-09-18

从宝宝到成人，一辈子管用的护牙秘籍

"大夫，我家孩子3岁，很多牙面变黄，牙齿变软了，是不是要补补钙呀？"

"不是缺钙，是牙齿坏了，乳牙龋齿。"

"可我们从不让孩子吃糖，每天早晚刷牙，怎么会长龋齿呢？"

在口腔科门诊大夫们经常会遇见满脸疑惑的家长，这个牙怎么才长出来就是黑的？这颗牙长出来没多久就烂了个洞？小孩的牙是不是比大人的软？

这些问题都是乳牙龋齿造成的。

当前，我国5岁儿童龋患率为70.9%，每10个5岁孩子中就有7个孩子有蛀牙。但很多父母对于宝宝龋齿不以为然。觉得乳牙坏了没关系反正迟早要换牙。

那么，问题来了。

乳牙坏了当真不用治吗？当然不是。

口腔科副主任医师吴东红提醒，这种做法非常不利于宝宝健康成长。

乳牙龋齿引起牙齿疼痛。俗话说"牙疼不是病，疼起来真要命！"经历过的人都懂。

乳牙龋齿影响恒牙的发育和萌出。乳牙蛀牙若不及时治疗会逐渐影响牙根，而牙根的下面就是恒牙胚，从而进一步影响未来代替乳牙的继替恒牙。

恒牙胚发育受到影响，可能造成恒牙的形态、颜色和位置异常等问题。一旦恒牙长不整齐，对整个牙齿的咬合和排列都会造成影响，从而影响孩子咀嚼、消化和吸收功能，阻碍正常生长发育。

为何乳牙龋患率远高于成人呢？

从自身特点来说，乳磨牙的牙冠比继承恒牙的牙冠宽，且窝沟类型更为复杂，易造成食物残留和菌斑集聚，不易清洁干净；乳牙釉质更容易与致龋菌及其代谢产物发生反应；乳牙釉质厚度较薄，釉质抗酸性较差；乳牙牙本质硬度较低，且厚度大约只有恒牙牙本质的一半，更容易快速形成深大龋洞。

婴幼儿喂养，人工喂养和母乳喂养都容易出现进食时间长且进食间隔时间短的特点，奶渍更易残留在牙齿表面。

儿童阶段饮食，日常食物大多属于质地软、黏稠，且小朋友最爱的甜食容易发酵产酸，对牙釉质很不利。

随着孩子生长发育，牙齿与牙齿之间的间隙也会变大，更容易存积食物而不易清洁。且儿童睡眠时间相对较长，睡眠过程中唾液分泌减少，自洁作用差，易于细菌繁殖。

知道了病因，也知道了结果，怎么帮助孩子预防乳牙龋坏？

做好清洁，避免让婴儿含着带有牛奶、果汁等甜类物质的奶嘴睡觉，并且可以在宝宝喝完奶后再喂适量白开水，起到简单的冲洗作用。

注重培养孩子每天坚持刷牙的习惯，掌握正确的刷牙方式。

均衡饮食，丰富日常食谱，避免吃过多甜食，既能保证营养均衡，养成不挑食的好习惯，也有助于口腔健康。

及时涂氟＋窝沟封闭。涂氟和窝沟封闭是预防牙齿龋坏的重要方法。尽早带孩子做涂氟和窝沟封闭，给牙齿穿上一层"保护衣"，可以使孩子的乳牙免受食物侵蚀，有效预防牙齿龋坏。

定期检查。定期检查牙齿可以及早发现牙齿健康隐患，做到"防患于未然"。

2021-10-06

想运动，就能随便动吗？

生命在于运动，但是运动还真不是想动就能随便动。

不当运动，不仅会造成运动损伤，还会破坏自身免疫系统，更可怕的是导致猝死⋯⋯

这么多年，在你运动时可能一直是在玩命。

医生说，运动没错，错的是不知道啥叫"适当"。

过量运动有风险

河南省人民医院心肺功能科接诊过许多"运动达人"。达人们运动的项目、程度各不相同，有时候他们运动中出现胸闷、心慌、浑身乏力等反应，随后做了心电图、肺功能、胸部 X 线等检查并没有发现异常。

医生建议心肺运动试验检查，检查后发现有些达人确实存在心肺异常的情况，存在潜在的运动风险。

在这一番操作后，电脑上实时详细记录了各运动瞬间心电图、血压、心率、血氧饱和度、呼吸频率、耗氧量、二氧化碳排出量、呼吸交换率、分钟通气量等反应心肺、血管情况的重要指标。

经过医生们的详细分析，排查出了达人心律失常、心肌缺血、高血压、呼吸功能不全等心肺功能信息，了解运动状态下风险情况，个体化指导科学运动。

根据多年的临床观察，很多运动达人其实对自我心肺功能并不了解，对运动风险不自知，对运动量把控不确切。

不良运动极易发生猝死，一些马拉松运动会中也有猝死的悲剧发生。

因为有些人可能并不知道自己身体的一些隐匿性疾病，例如心脏病、血栓、心律失常、高血压等，运动会加速心跳，加大心脏负荷，非常容易出现晕厥、心肌供血不足，极易诱发急性心梗。

健康运动也需"开处方"

适当的运动能预防疾病，但是适合每个人的运动方式、强度、频率大有不同。

高血压、糖尿病、心脏病患者各有各的运动量，正常人也是各不相同。

如何正确把握"量"就需要专业医生开具一份"运动处方"。

心肺运动试验（CPET）帮您了解身体的"极限"。

是一种客观评价心肺储备功能和运动耐力的无创性检测方法，是目前唯一的人体心肺代谢等系统整体功能学的检测方法；

将患者从静息到运动至最大极限状态及恢复期的气体代谢、心电、血压、血氧饱和度等进行连续动态监测和分析计算，用以定量评估受试者心肺功能状态，能清楚让受试者了解自己的运动限量。

适用范围：评估运动风险，有助于发现潜在心血管疾病风险；评估心肺功能状态，帮助确定运动受限的原因；制定个体化适合的运动方案；帮助确认训练效果，清楚自己的运动水平和身体状态；评估人体承受高原的能力；预测日后患高血压病的风险；辅助诊断冠心病，观察运动状态下的心肌是否缺血；运动员体能测试，可评估人体承受最大的运动能力。

2021-10-06

5块钱打了个耳洞，噩梦开始

打耳洞，就像谈恋爱，有人美美哒，有人却痛苦不堪，后悔不已。

经历一回才知道，健健康康的才最靠谱。

近日，河南省人民医院整形外科副主任医师张栋益接诊了 20 多岁的女患者小芳，小芳一进诊室就开始落泪撩开头发指着耳朵哭诉。

在她的耳垂前后两个球状的肉疙瘩"前后夹击"。

小芳说，一个月前自己在路边小店花了 5 块钱打耳洞。

老板娴熟地拿出"游标卡尺"持"枪"瞄准，"嘭"一声实现了小芳的心愿。

谁能想到，噩梦随之而来。

随后几天，小芳的耳朵开始红肿、流脓、鼓包，长出了绿豆大小的肉疙瘩，肉疙瘩前后同时长大，不日竟长成花生米大小，从没见过这种情况的小芳，彻底懵了，这个疙瘩不简单。

张栋益诊断小芳耳朵上的肉疙瘩学名叫瘢痕疙瘩，是继发于皮肤外伤或自发形成，并过度生长的病理性瘢痕组织，手术治疗成了当务之急，听到这里，小芳放声大哭。

耳部瘢痕疙瘩充血明显、质地坚硬，它不仅难看而且还能一直长大，严重者会引起耳廓畸形。

追悔莫及的小芳接受了手术及术后综合治疗。

省医整形外科团队通过手术切除瘢痕疙瘩"内核"，并采用瘢痕组织瓣修复创面、重建耳部轮廓。

术后联合糖皮质激素局部注射及个性化的塑形加压治疗，小芳的耳朵形态基本恢复了正常。

打耳洞这类人必须慎重，根据《医疗美容项目分级管理目录》"穿耳术"已明确列为"医疗美容操作"全程经历组织损伤、炎症过程、创伤愈合必须有专业医务人员操作，一旦出现消毒不到位、耳洞部位反复感染、佩戴饰物过敏、打耳洞后用药不规范等情况，不仅容易导致瘢痕疙瘩还可能染上艾滋病、梅毒、乙肝等血液传染病。

所以，张栋益建议爱美人士：去正规医院先评估，再打耳洞。打完耳洞后，还要用心护理，保持伤口清洁，每天消毒。打完耳洞后 7 ～ 10 天，根据情况可试着佩带银质耳钉。尽量避免辛辣刺激食物。出现局部红肿、渗液、疼痛或耳洞周围组织质地变硬等情况，要及时就医。

2021-10-07

这样冲奶粉，两名宝宝中毒脑损伤

前几天这条热搜又刷爆全网。

只因觉得奶粉会"上火"，家长用蔬菜水冲奶，造成孩子亚硝酸盐中毒。

孩子在入院时浑身发紫，高铁血红蛋白达到致死范围。

有人吐槽这届家长脑洞大不说，还敢想敢做。

但也有人疑惑那蔬菜汤还能不能喝了？

对呀，明明蔬菜富含纤维很健康奶粉营养丰富促成长，可蔬菜汁冲奶粉，怎么就如此致命呢？

其实，罪魁祸首在于"煮一顿喝一天"。

河南省人民医院营养科常元星营养医师解释：蔬菜越新鲜亚硝酸盐的累积量相对较少，买来做好立刻吃完全没有问题。

而烹饪后的绿叶蔬菜在微生物的作用下，还原酶会把蔬菜中的硝酸盐，还原成亚硝酸盐且在 48 小时内，就会大幅增长。而这，才是致"毒"的关键。

亚硝酸盐的"威力"可不一般，成人摄入 0.2 ~ 0.5 克亚硝酸盐就能引起中毒，而儿童只需摄入 0.1 克就能引起急性中毒，甚至死亡。

亚硝酸盐具有强氧化性，会让正常的血红蛋白失去运送氧的能力，使人体组织器官缺氧，患者会出现口唇青紫，面色发绀。

因此全身变紫是亚硝酸盐中毒的典型表现，这也是为什么新闻中的患儿会出现脑部损伤的原因。

河南省人民医院儿科主任史长松介绍，婴儿配方奶粉营养全面均衡，不需要额外添加其他配剂，想当然给娃进补反而会加重宝宝肠胃、肾脏负担。

所以，家长一定记牢冲调配方奶的最佳选择就是温开水。

另外以下这些坑咱们也千万别踩：奶瓶奶具不消毒，冲奶之前不洗手；仅用开水烫奶瓶达不到消毒效果，至少要在沸水中烫煮 3 分钟才能有效杀灭大多数细菌；冲调水量不精确，过浓或过淡，按标准冲调的奶粉可以提供充足的营养素，渗透压也在宝宝生理适宜范围内过浓或过淡，都会影响孩子生长；舀奶粉勺数很随意，不刮平勺奶粉摄入量不确定，不能有效评估宝宝营养摄入情况；为促溶解，剧烈摇晃奶瓶剧烈晃动会使奶瓶产生大量气泡，增加打嗝、腹胀，吐奶的概率；剩奶加热继续喝剩奶细菌超标，加热破坏营养得不偿失。不如定时定量喂养。

2021-10-14

真人变蜡像，"人皮面具"戴2年，怪病竟有一半误诊

七旬老人脸上的皱纹突然神秘消失了，不仅如此皮肤还离奇变硬，一系列反常症状令人匪夷所思。

原本以为就是个皮肤病，结果，竟然差点要命。

面具脸、蜡像身七旬老人患怪病

近2年，一到秋冬季，杨大爷的10个手指头有的发红、有的发白，并伴有疼痛和麻木感，保暖后症状就会逐渐好转。

1年前，杨大爷的手指突然肿了起来，而且越来越肿皮肤也越来越厚。

随后，四肢上的皮肤竟然逐渐失去了弹性，变成不正常的蜡黄色。就连脸上的皮肤也紧紧拉扯着，越发僵硬像是戴了一层"人皮面具"。

本来正是颐养天年的年纪，可原本慈祥的面孔变得僵化刻板，微笑变成了苦笑，活像一尊"蜡像"出门都怕吓到别人，杨大爷的心情苦不堪言。

真凶罕见，一波三折闯鬼门关

近2个月，杨大爷病情加重。几次辗转终于在子女的带领下来到了河南省人民医院皮肤科，经过详细诊断他的怪病终于有了明确的名字——进行性系统性硬化症又叫"硬皮病"。

"硬皮病"是一种自身免疫性疾病，可以引起多系统损害皮肤硬化是最明显的表现之一。

刚住院不久杨大爷突然出现呼吸困难、吞咽困难等情况，遂立即转入急诊ICU抢救和治疗。

杨大爷的主管大夫陈晨清楚记得当时的情形："患者的手指肿得像香肠，由于四肢肿胀，必须有人搀着才能走路。"

除了硬皮病杨大爷还被诊断出间质性肺炎、心包积液，心功能及肾功能不全……

心肺功能受累已成为无法改变的事实。好在多年的病因终于查清，通过药物对症治疗和精心护理，短短4天后，杨大爷就有了明显好转，出院前，他激动地

双手抱拳向皮肤科和急诊 ICU 的医护人员连声道谢。

2021 年《中国硬皮病患者生存现状》报告显示：硬皮病群体面临易误诊、医疗负担重、社会融入难等困境。约有 54% 以上的病友有过被误诊的经历。

同为罕见病，渐冻症被很多人知晓，硬皮病却不然。该病国内发病率约为十万分之一，女性多见，发病年龄多在 30 ～ 55 岁，病因仍不明确。

省医皮肤科副主任医师王建波提醒：硬皮病常见症状为对称性的肢端皮肤硬化，肌肉与骨骼酸痛，心、肺、肾、胃肠道不适，雷诺现象（双手遇冷变白、变紫、再灌注充血的表现）。特别出现双手、面部或身体任何部位肿胀变硬，双手遇冷水变白变紫（雷诺现象）等，建议立即就医。

如果出现常见症状可以到风湿免疫科或者皮肤科就诊，就诊前不要随意服用药物。有自身免疫性疾病家族史的人群，出现硬皮病症状应早诊早治。

2021-10-21

一个月吃160袋鸡胸肉，肾坏了

只吃肉，不吃主食。高蛋白、低糖堪称风靡全网的"减肥绝招"。

即使在健身圈里"三分靠练，七分靠吃"的说法也是相当流行。

长期这种吃法真能减肥吗？真的健康吗？

麻烦先问问肾脏答不答应。

一个月160袋鸡胸肉，结果：肾吃坏了

30岁的马先生也是诸多健身达人中的一员，矫健的身材和腹肌一直令他引以为傲。

为了达到更低的体脂率马先生以高蛋白饮食为主，除了早餐之外只吃鸡胸肉。

正当马先生以为自己正走向健美的康庄大道时，身体的警报却突然敲响。

浑身无力、腰酸背痛一系列症状让他慌了神。

去医院一检查尿常规检查结果显示尿蛋白++（严重超标）。

蛋白质摄入并非越多越好

鸡胸肉和蛋白粉之所以被很多人推崇，是认为它们有较高的蛋白质含量；较低的热量；能带来饱腹感。

其实高蛋白质和低热量的饮食，在短期内的确有助于控制体重。

但是长期效果并不理想，过量的蛋白质同样会转化为脂肪变成身上的肥肉。

并且再有营养的食物如果长期摄入，可能导致营养过于单一进而影响身体健康。

河南省人民医院肾内科主任医师曹慧霞解释：长期超量摄入蛋白质，蛋白质在体内被吸收利用后，会产生一些有害的代谢废物如尿素氮、肌酐等，这些都需要通过肾脏代谢。

超负荷的工作量会令我们的肾脏抓狂甚至患病，中国营养学会对普通人给出的建议是，每千克体重每日1.2克蛋白质摄入，就可以满足日常营养需要，无需额外补充。

而对于健身人群可以适当将每日的蛋白质摄入值，限制在每公斤体重每日

1.5～2克，在确保肾功能正常情况下遵循专业指导。

肾脏最想让你做好的几件事

健康饮食：每日食盐摄入量小于6克，食物多样化注意营养成分配比。

多喝水、不憋尿：一些肾脏疾病如肾结石、尿路感染。和喝水过少、憋尿关系较大。

药别乱吃：目前引起肾损伤的原因第一位就是药物，因此必须在专业医生的指导下服药。

注意不良信号：小便有泡沫、尿色发红尿量变多变少小便时不舒服、小便有异常气味都可能是肾脏出了问题，乏力、精神萎靡、食欲差、头痛、视力异常、浮肿都要警惕肾脏病。坚持适量运动、规律作息。

定期体检：建议每年最好体检1次。

2021-10-28

假牙不舒服，4年后患上舌癌！
癌细胞最爱"口腔996"

糟了，新配的假牙不合适，把牙龈磨出血了。

我倒是觉得没啥啊。

假牙不合适，有可能会要命的。

一个假牙哪有这么危险？

配过假牙吗？

没有。

我告诉告诉你，口腔修复一定要精准诊断，规范治疗，否则哪怕一副小小的假牙，也会有致癌的风险。

我好不容易下定决心配个假牙，怎么这么麻烦？

听听这些患者的真实经历你就知道了，为了健康，真不能嫌麻烦。

河南省人民医院口腔科口腔修复亚专科主任许东亮带你看看患者的真实经历。

一颗不合适的假牙+4年时间＝舌癌

65岁的张先生，4年前他右侧下颌做了义齿修复。

简单来说，就是把原先的牙齿磨小，再套上一个金属或陶瓷制成的头盔（牙冠）。

这个头盔本身无毒无害不过它很薄，通常只有0.5～1毫米厚，因此边缘非常锋利。

张先生的牙冠，因为边缘没有和牙齿密合，导致其边缘反复割伤右侧舌头，相当于在嘴里含着刀片整整含了4年。

张先生的舌头被牙冠反复划伤，但他认为这是新配假牙的正常情况，并没有重视。后来造成反复创伤性溃疡，迁延不愈，等到发现异常的时候，竟然已经发展成了舌癌。

一口不合适的假牙+3个月时间＝急诊抢救

79岁的吴奶奶牙齿多处缺损，于是做了一套假牙。

因为咬合关系不够严密，一吃东西假牙就有自己的想法，满嘴乱跑把牙龈磨得生疼。

老人不愿麻烦儿女选择默默忍耐，但长期不能好好吃饭心情自然烦躁，而这种情况愈发严重。

直到有一次假牙磨破了多处牙龈，看到满嘴出血的景象，本身就有高血压的吴奶奶一下子就晕了过去，被紧急送到医院抢救。

情况稳定后，老人转至河南省人民医院口腔修复科打算重新翻修这恼人的假牙，修复牙齿和装修房屋有点像，经过一次修复的牙齿很多关键部位已经被破坏，老人的年龄让愈合变得缓慢。

仅仅旧修复体的拆除手术就持续了 6 个月，随后采用固定－活动联合修复的方式，终于让老人重新拥有了一口健康的牙齿。

不良修复体，危害超过槟榔

许东亮介绍，导致口腔癌的原因多种多样。比如常见的嚼槟榔，其致癌的原因之一，就是过于粗糙的纤维，反复摩擦刺激口腔黏膜，让口腔长期处于慢性炎症之中，口腔黏膜细胞长期处于"996"的加班状态，没日没夜地修复着受损的口腔，疲惫工作难免出错，癌细胞于是就此诞生。

相对于槟榔的刺激，口腔修复时使用的材质更加坚硬的修复体，一旦出了问题对口腔细胞的伤害会更大，长期反复的刺激很容易诱发癌细胞的产生。

许东亮介绍，老掉牙并不是老年人的必经之路，老年人显然可以也应该拥有一口好牙齿。

对于老年人来说，每年定期进行口腔检查很必要，发现蛀牙后必须尽早补牙，建议一年进行一次洁牙，从而预防牙周炎的产生。

老年人的牙齿，能多保留一颗，假牙修复的时候就能多一种选择，同时也可以让假牙更加稳固。

年轻人也应注意口腔清洁，预防口腔疾病的发生。刷牙和正确使用牙线，会让我们的牙龈更加健康，更不容易出现牙龈退缩减少牙缝增大的情况。

2021-10-29

伤乳的 9 个行为，你中枪了吗?

检查身体，一提到"增生"，瞬间就让人绷紧了神经。

更让广大女性朋友揪心的是乳腺增生的发病率。

有数据显示，目前，我国生育女性中 70% ~ 80% 患有不同程度的乳腺增生，且发病率呈上升和低龄化趋势。

乳腺增生的发病原因相对复杂，但有一条，几乎每个人每天都在中招——"生气"。

负面情绪排解不畅，正实实在在威胁着乳房健康。

乳腺增生会变成乳腺癌吗?

哪些症状一旦出现就要格外警惕?

最伤乳房的 9 个做法是什么?

从业 30 余年的河南省人民医院乳腺外科主任尤伟及其团队一一揭秘。

10 个育龄女 8 个有增生，科学认识是关键。

数据统计，20 ~ 29 岁的女性乳腺增生患病率可以达到 61.3%，晚婚、少育以及初产年龄 > 35 岁的女性，更容易发生乳腺增生，在重新恢复"单身自由"的离异女性中乳腺增生的患病率达到 99.1%。

除此之外，月经是否规律和正常，以及流产次数、哺乳状况等，都可能成为影响乳腺增生患病率的因素。

一般情况下，乳腺增生并不是什么让人谈之色变的严重症状，对它的畏惧主要源于未知。

什么是乳腺增生?

乳腺增生就是指临床上，乳房疼痛和乳房的包块周期性变化。

尤伟介绍，乳腺增不增生，主要听激素的。由于受到内分泌激素的影响，乳腺呈现出增生及退行性变的周期性变化，当激素水平恢复正常后，这种生理性增生也会自行恢复，这就跟每个月的例假差不多。

不过，如果内分泌功能和激素水平长期紊乱，增生不能完全消退乳腺增生的症状。

乳房疼痛：常为胀痛或刺痛，可累及一侧或两侧乳房，以一侧偏重多见。常于月经前数天出现或加重，疼痛亦可随情绪变化而波动。

乳房肿块：肿块可发于单侧或双侧乳房内，单个或多个，常有触痛。乳房肿块也有随月经周期而变化的特点，月经前肿块增大变硬，月经后肿块缩小变软。

乳头溢液：少数患者可出现乳头溢液，为自发溢液，草黄色或棕色浆液性溢液。伤乳的 9 个行为：睡姿压迫乳房；经常生气；压力大；睡眠不规律；无性生活；饮食不均衡；迷恋内衣"挤沟"；常吃避孕药；滥用雌激素保健品。

爱惜乳房从这里开始：良好的生活习惯，不抽烟，少饮酒，不熬夜，睡眠充足；性生活和谐，很多人提到"性生活"都会略显羞涩，其实性生活的和谐对于我们乳房的保养是非常重要的，它相当于让你的乳房做了一次完美的运动，乳房有了一次幸福的充血、撤退，就如同大海的潮起潮落，其中很多的异常细胞都能够冲刷下来。性生活如果长期处于压抑或者不和谐的状态，就会缺乏相应的激素刺激，导致内分泌紊乱；保持愉悦的心情，因为从中医的角度来讲，乳房是我们身体里非常容易存气的地方，气为血之母，气滞就会血瘀，因而产生疼痛。必须强调一下，很多女性乳房的疼痛都是因为情绪排解不畅所引起的，说白了就是生气不开心；适时躺平，拒绝焦虑；睡觉最好选择不压迫乳房的姿势；合理膳食。

不要为下边这些谣言买单。

胸大容易患乳腺疾病？答：生病不分胸部大小。

多做乳房保养，可降低发病率？答：尚无科学依据。

如果医生怀疑有不典型增生或怀疑有恶变的，就需要依靠手术或穿刺活检来明确诊断。颜值与实力相当的河南省人民医院乳腺外科，可以为大家提供贴心、可靠、安全的医疗服务。

2021-11-17

22 岁少年，一场球赛，视网膜脱落

22 岁，研一新生小王，一场球赛中，一个寻常动作却让他险些丧失全部视力！

这是近日发生在深圳的真事，更让人后怕的是许多人和小王有同样"隐患"，却毫不知情、毫无警惕，随时可能发生严重意外。

这个度数，很危险

小王万万想不到自己在球赛中为了争抢头球，高高跃起用头奋力顶球后，左眼前突然出现一大团漆黑。

立即前往医院后眼科医生的诊断更如晴天霹雳——视网膜大面积脱落。

直接原因就在于：小王一直患有高度近视，球场上的剧烈运动，导致了如此严重的后果。

什么情况？难道，近视就不敢运动了吗？近视，到底有哪些"禁忌"呢？

快来听省立眼科医院（河南省人民医院眼科）眼底病中心主任医师郭浩轶的专业解答，高度近视的确"暗藏风险"，那么多高才算高？

请务必记住这个度数，600 度，它相当于危险的分水岭，健康的警惕值。

首先要说明，并不是所有高度近视的人，都会发生视网膜脱离。

但高度近视者，发生视网膜脱离的概率远高于眼睛正常的人。

具体原因有点专业、有点深奥，高度近视会使眼轴变长，度数越高眼轴越长。眼轴变长后，玻璃体就会牵拉视网膜，形成视网膜裂孔，液化的玻璃体经裂孔进入视网膜下腔，导致视网膜脱离。

看不懂不要紧，要紧的是一定要对高度近视（≥ 600 度）时刻保持警惕。

这 3 件事，不宜做

不宜坐过山车，过山车高速运转、上下翻飞，增加了视网膜脱离的概率；不宜熬夜，熬夜会导致眼睛高负荷工作，本身就容易出现多种并发症，而高度近视的眼睛更加脆弱熬夜的伤害更大；不宜剧烈运动，比如激烈对抗的篮球、足球以及蹦极、拳击、跳水、玩滑板、滑雪等。

对于视网膜脱离，能治吗？

郭浩轶说："目前视网膜脱离以手术治疗为主，可以修复视网膜撕裂、孔洞或脱离，减少玻璃体的牵拉，替换变性的玻璃体，排除视网膜下的积液，从而最大程度地恢复视力，手术的方案有很多种，具体治疗方案还需要经过检查后由医生确定。"

2021-11-18

长时间跷二郎腿的人都怎么样了？

如果知道跷二郎腿不好，你会咋办？

比如，二郎腿会导致骨盆倾斜、高低肩、长短腿，臀部扁平、腰疼、下肢静脉曲张等。

许多人的答案惊人相似：知道归知道，但还是忍不住想跷。

那就让河南省人民医院手足显微与创面修复外科副主任、副主任医师赵国红，讲讲他诊疗中遇到的真实病历。

一个周末的晚上，小张和家人在外吃完饭，下楼梯一脚踏空崴伤了左脚，走路跛行，活蹦乱跳暂时成了奢望，为了解闷他和朋友连续打了两天的麻将，期间他不时地跷起二郎腿，缓解坐姿的疲惫和脚部的伤痛，谁也没想到，竟然出事了。

起身时自己的左脚突然不听使唤了。

他试着像平常一样控制脚伸缩、左右摆动，没想到左脚只能"垂头丧气"地向下方垂着，却不能背屈，怎么也使不出力。

这可怎么办？

赵国红接诊后发现患者足下垂、背屈无力，相关检查发现患者是腓总神经受损导致的。

原来当小张跷二郎腿时，左腿腿窝与右腿膝盖外侧紧挨的地方，正是腓总神经经过的地方。

长时间跷二郎腿，腓总神经便会一直受到压迫导致其缺血、变形等，引起神经损害。

由于发现及时小张的情况并不严重，不用手术治疗。

赵国红为小张进行了，对症药物治疗和理疗以促进神经功能恢复。

赵国红解释，腓总神经位于小腿浅表位置，周围软组织较少且附着在骨表面，很容易受到伤害。

腓总神经受损的患者，足部会呈下垂内翻畸形，不能主动背屈、外翻，小腿外侧及足背皮肤麻木等，如果病程较长，还会造成小腿前外侧肌肉萎缩。

医生会根据病情严重程度进行药物、理疗甚至手术治疗。

如果及时接受正规治疗，大多数患者的康复效果良好，少数损伤较重的患者可能会残留足下垂畸形等。

日常生活中，该如何呵护容易受伤的腓总神经呢？

纠正不良姿态，避免久坐及跷二郎腿。

通过靠墙蹲马步、直腿抬高等运动加强膝关节周围肌肉力量，运动时佩戴护膝，做好保护措施。

糖尿病、肿瘤等患者，要积极治疗、控制原发病，减少腓总神经损伤的风险。

2021-11-24

一吃火锅就拉肚子，这 5 个坑 90% 的人都踩过

把歌声还给夜晚，把道路还给尽头，把果实还给种子，把火锅还给我。

吃点啥？最近这天气吧，无论你是减肥的小公主，还是资深养生达人，只要一顿火锅，就能让你瞬间开心，实在不行就两顿。

热气腾腾的火锅，既治愈了心灵，又暖热了身体。

江湖上流传着不少关于火锅的负面评价，其中最多的就是吃火锅会拉肚子。

一顿火锅，三趟厕所，道出了多少人的心声。

究竟是为啥呢？

河南省人民医院消化内科主任医师梁宝松给各位"火锅控"科普一下，火锅虽然好吃，但是吃火锅时的一些"不当操作"经常会使你的肠胃遭受酷刑，你以为只是简单吃坏肚子？有些情况远比拉肚子严重得多。

吃火锅的常见错误操作，赶紧收藏起来。

肉没涮熟就吃。为贪那一口"嫩"不少人把肉烫一下就入口。没有完全熟透的食物，给了寄生虫钻空子的机会，弓形虫、旋毛虫等寄生虫，可能侵犯人体任何组织或器官。轻则表现为隐性感染，重则会对重要器官，产生不可逆的损害如脑炎、眼部视网膜脉络膜炎、间质性肺炎等。

吃太多辣。一些无辣不欢的朋友点了牛油辣锅底还不够，酱料里也要放辣椒油和小米椒。

这要当心辣椒素，辣椒素虽含有多种维生素，但过量食用会使你的肠胃感到灼烧，导致胃肠功能紊乱，肠胃无法按正常节奏工作难免出岔子，比如：会促使还未成形的粑粑排出，于是乎"一泻千里"在所难免。

辣锅＋油碟。油碟堪称川味火锅的"绝配"，但油脂具有润肠通便的作用，油碟与辣椒通过火锅"相遇"，它们的组合能给你双倍的"顺滑"想不拉肚子都难。

冰与火之歌。冰镇饮料配热火锅号称"冰与火之歌"，听起来就很爽但冷热交替难免刺激肠胃。

食物不干净。"病从口入"是急性腹泻最常见的原因，吃了不干净的东西轻则引起腹泻，重则导致细菌感染发烧、呕吐是常见症状。

那么如何吃得更健康？

入锅分寸，生熟有别。要讲究生熟有序建议先涮蔬菜，再食肉类，涮品要在滚热汤中煮熟煮透。

避免刺激，鲜辣有度。

梁宝松建议：胃肠功能不好特别是肠易激综合征的患者，以及平时容易腹泻的人群建议少吃辣，最好不要火锅配冰饮，避免对肠胃的刺激。

2021-12-08

一张嘴腮帮子咔咔响，女性人数是男性3倍

大概在很多年前的某一天，小编发现，自己一张嘴，腮帮子耳朵附近就会咔咔响。

一个人就是一个乐队。

咦？蛮有趣的呀。难道是我"生锈"了吗？还是我的"特异功能"？

于是没事就张嘴咔咔几下。

直到有一天，我出现了张嘴受限，上下嘴有种合不拢、对不住的感觉，咀嚼食物两边也嘎嘣嘎嘣地跟机关枪卡壳似的，一张嘴就尴尬不已。医生告诉我，这是得了"TMD"。

啊？医生咋骂人呢？别激动，原来 TMD 是颞下颌关节紊乱症的缩写。颞下颌关节是什么？

河南省人民医院康复医学科中级物理治疗师尹家林解释，颞下颌关节紊乱症是一大类疾病的统称，包括咀嚼肌和颞下颌关节疼痛，关节盘移位以及关节退行性疾病等。

该病好发于年轻女性，大约是男性患者的3倍。

关节疼痛肿胀、关节弹响、张口受限，是颞下颌关节紊乱症的三类典型症状，还有部分患者可能有颞部疼痛、头晕、耳鸣等症状。

疼痛部位可在关节区或关节周围，也可出现在一些相关的咀嚼肌上，并可伴有轻重不等的压痛，咀嚼及张口时关节酸胀或疼痛明显。

弹响常在张口闭口活动时出现，响声可发生在下颌运动的不同阶段，可为清脆的单响声或碎裂的连响声。

早期出现的弹响往往为两声，张口一声闭口一声，此时为疾病早期，通过适当治疗，往往能恢复如初。

病情一旦得不到及时控制，很有可能导致张口受限加剧，张口时下颌偏斜、下颌左右侧运动受限等。

严重时，张口的程度往往只有两指甚至一指宽。

通俗地说，如果不及时治疗，后果很可能是——嘴还是你的嘴，但想张开张大，难于上青天。

致病原因有哪些？

精神因素：长期紧张、焦虑等。

创伤因素：如受外力撞击、突咬硬物（核桃、酒盖子）、张嘴过大（如打哈欠）或者经常吃硬东西、夜间磨牙以及单侧咀嚼习惯等。

咬合因素：如咬合干扰、牙齿过度磨损、磨牙缺失过多、不良修复体、颌间距离过低等。

不良行为习惯：站姿、睡姿、以及平时爱托着下巴、吃坚果类零食等。

全身及其他因素：系统性疾病，例如类风湿性关节炎；医源性因素，例如鼻咽癌的放射治疗等。

一旦中招，该怎么办呢？

如果是单纯关节疼痛，建议第一时间前往口腔科或疼痛科接受药物治疗，如果药物没能彻底解决问题，建议前往康复科接受理疗和手法治疗，千万不要默默承受或不当回事，导致错失最佳治疗时间，最后变成手术治疗。

2021-12-13

体检"飘红"，异常、结节、癌？

小王，一名刚刚步入社会的年轻人，每天忙碌地工作，各种压力如影随形，让他无暇顾及健康。

"最近总控制不住想发脾气，衣服似乎又紧了，晚上的宵夜看来要少吃了，快要体检了，心里好忐忑……"

在成年人的世界，体检越来越像一场考试，进考场前小王心里直犯嘀咕，祈祷千万不要有"箭头"。但身体是个"老实人"，在考场上有一答一。甲状腺结节？

听说身边很多人都有，到底严不严重？会不会恶化？

我这么年轻，甲状腺咋就出问题了……

看着"飘红"的体检单，小王陷入了迷惘。

为什么越来越多人，甚至年轻人被甲状腺疾病盯上？

河南省人民医院甲状腺外科主任苏自杰为您全面复盘搞懂甲状腺是如何"失控"的。

碘摄入不合理：碘是甲状腺工作的原料，摄入不足时甲状腺就会误以为自己工作不够努力，于是不断加班加点，形成代偿性肿大也就是常说的"大脖子病"。

摄入过多时，甲状腺激素分泌随之增加，长期如此，势必影响免疫系统，导致甲状腺功能异常。因此，日常生活中建议注意碘的摄入量，过多过少都不可取。适量食用海带、紫菜、海鲜、加碘盐等，即可以满足碘的需求无需刻意补充。

这些生活习惯要"戒"：首先，面对工作和生活中的压力，人难免会有生气、悲伤、失落等各种不良情绪。如果不能及时疏导和排遣对身体的危害不可小觑，为了排解情绪，许多人选择大口喝酒、大快朵颐、熬夜刷剧等这些不良生活习惯，都会影响甲状腺的正常工作，放纵的是精神，损伤的是身体。

最重要的是要搞清楚结节是良性还是恶性？

特别要提醒的是结节 ≠ 癌症，约95%的甲状腺结节都是良性的，你要做的就是遵医嘱定期复诊检查，但还有大约5%的结节是恶性的一定不要回避，早发现、早诊断、早治疗非常重要。

恶性甲状腺癌主要分为乳头状癌、滤泡状癌、髓样癌、未分化癌，其中未分化癌最是凶险，但也不必过度紧张。甲状腺癌多可以通过手术、药物治疗，大多数患者可以得到有效治疗。

切了甲状腺要终身服药?

三分治，七分养。甲状腺全切需要长期口服甲状腺素片，甲状腺部分切除若剩余甲状腺功能充足，可以在身体适应后遵医停药。

担心副作用咋办?

"是药三分毒"，但别忘了"还有七分是疗效"一定要遵医嘱使用药物。

除需要接受碘 131 治疗的患者外，其他患者应保持低碘饮食，不要过多摄入碘盐和海产品。

还有一个"冷知识"提醒大家，甲状腺癌患者术后建议补点钙，因为手术切除过程中，不可避免地会影响到邻居——甲状旁腺。

进而影响血钙的调控作用，大部分患者可在术后 1 周到 3 个月内逐渐恢复。

10 种症状，自测甲状腺：常犯困，体力和精力都不足；思维迟钝，注意力难集中，记忆力下降；体重突然增加许多；皮肤干燥、指甲很脆、灰白，易折断；常觉得冷；有很多负面想法，情绪低落抑郁；肠道和代谢好像都慢，时常便秘；肌肉和骨骼僵硬酸痛，手感到麻木；血压增高或心跳变慢了；胆固醇水平增高。

2021-12-16

吃素，更健康还是更危险？

为了能多瘦一斤，吃素越来越流行，甚至身边不少小伙伴，也相信"吃素比吃肉更健康"。真相到底如何？

河南省人民医院营养科营养医师赵妍娟告诉您，长期单纯吃素并不健康，有些人吃着吃着就病了。

关于吃素的那些"流行误区"，我们一次说清。

长期吃素一定能减肥吗？

并非如此。

一些人只吃素，荤腥不沾，刚开始时短时间内体重确实会下降。

但长期如此，体重值就无法降低，甚至有可能出现反弹。

减肥的关键是控制食物总热量摄入，同时加强体育锻炼进而消耗能量，而不是简单的非荤即素，例如油条、油饼、面包等食物中没有肉，但淀粉、糖、油脂含量比较高，吃多了更容易长肉。

吃素一定能降"三高"？

不对。

对于"三高"患者，医生往往建议清淡饮食，但吃清淡点不等于简单粗暴地纯吃素，应该少吃肉，而不是不吃肉。

而且，更值得关注的是食物的烹调方式，许多仿荤素菜和油炸素菜并不健康，烹饪时少油、少盐才是重中之重。

吃素也能导致脂肪肝？

这是真的。

长期只吃素还患上了脂肪肝，这样的情况并不少见。

这是因为，长期只吃素的人蛋白质摄入不足，会导致肝脏对脂肪的转运障碍，进而导致脂肪在肝脏堆积。

而素食中的米饭、面包等较高热量食物，大量进食有可能导致身体将多余的碳水化合物转化为脂肪，进行储存，导致脂肪肝的形成。

因此，长期只吃素会引起营养平衡失调，也无法完全改善或缓解脂肪肝。

任何人都适合吃素？

不是，中国居民膳食指南明确指出，不主张婴儿、幼儿、孕妇，选择全素膳食婴幼儿和儿童处于生长发育期，需要充足的多种营养素保障其生长发育。

对营养有特殊需求的人，如术后休养的病人，在不能保障营养摄入均衡满足身体需要的情况下，不建议完全吃素。

通常来讲营养医师建议大家，可以素食为主，荤素搭配。

但不建议大家吃全素，长期只吃素容易导致蛋白质、维生素 B_{12}，n−3 多不饱和脂肪酸，铁、锌等营养素缺乏，免疫力下降、味觉下降，易疲劳、健忘、脱发一系列健康问题都可能找上门。

2021-12-20

每人天生有笔"存款"，"存"在眼睛里

年底啦，真不知道，除了年终奖，还能聊点啥。

好吧，今天就告诉你一个关于"存款"的秘密，可能99%的人都不知道，每个人，从出生开始，就有"一笔存款"而且仅限18岁前使用。

这笔"存款"就储藏在我们的眼睛里，它有一个冷门的名字——远视储备。

它相当于"视力的存款"十分珍贵。可惜，太多人直到患上近视"视力余额已不足"时才追悔莫及。在河南省立眼科医院每天都有大批带孩子来查视力的家长，可惜许多人只关心视力数值，直到被医生提醒，心里才突然"咯噔"一惊。

啥是远视储备？

和近视有什么关系？

远视储备正常值是多少？

怎么检测和预警？

就请省立眼科医院视光学中心医学验光科副主任石梦海、主治医师覃建、一级验光师王鸽"超强阵容"全方位为您解读。

想不到！我们都曾是远视眼

戴着800度的近视镜，却依然傲娇地说"兄弟我曾经可是远视300度"这真不是玩笑，而是事实。

我们刚出生的时候眼睛前后径（眼轴）比较短，大概在16毫米左右，这时候的眼睛确实相当于300度左右的远视眼。请记住这就是孩子的远视储备。

"谁还不是个千里眼"但别激动太早，因为，远视储备无法通过后天获得，这就像咱的钱包老是消耗，就是不增加。

随着年龄的增长，孩子的眼轴逐渐变长，远视度数逐渐降低，一般到 18 岁左右降到 0 度，变成正常视力。

用眼不当，"存款"很受伤

既然每个人18岁以前，都有这笔"视力存款"为什么有些孩子后来近视了呢？

视力是怎么，从"富余"变成"负债"的？

这一切，都与用眼不当有关，用眼时间过长、看东西距离过近、熬夜等不良习惯，都会导致眼轴变长的速度加快，远视储备的消耗速度也会变快，有些孩子可能会很快发展成近视。

如何保护好远视储备？

远视储备的过快、过度消耗，可以看做是近视的一种预警。保护好远视储备，不要透支"视力存款"对眼睛健康发育十分重要。

为避免远视的屈光度消耗过快，省医"专家天团"给出了 6 项建议。

合理近距离用眼的两个法则：建议生活中遵循"20-20-20 法则"，即：每学习 20 分钟，向 6 米（20 英尺）外远眺，至少持续 20 秒；或者每近距离用眼 30 ~ 40 分钟，至少休息 10 分钟，尽量减少长时间持续用眼。

保持正确的读写姿势：尽量确保读写时双眼与书本之间保持合适的距离，避免距离过近。正确的读写姿势可概括为"一拳、一尺、一寸"，应避免躺着或者在晃动、昏暗的环境中阅读。

减少电子产品使用的时间和频率：应尽量减少电子产品的使用时间，电子产品的建议使用选择依次为，电视、电脑、平板、手机，屏幕越小、距离越近，对眼睛损伤越大。

增加户外活动时间：户外活动主要强调在阳光下活动，对正在生长发育的孩子们而言，建议每天不少于 2 个小时。

均衡全面的营养：饮食要均衡，不挑食、不偏食，建议少吃甜食，多吃青菜。此外，动物肝脏类的食物对眼睛有益，可适当多吃一点。

定期检查，尽早建立屈光发育档案：孩子的远视储备数值如何检测？一定要到正规医院进行规范的医学验光，必要时进行散瞳验光。

医生可以根据远视储备值等检查结果，预估孩子的屈光发育趋势，以便及早干预，预防近视。

一般建议 3 岁以后建立屈光发育档案，每 3 ~ 6 个月复查 1 次。

2021-12-09

低温烫伤更可怕

真实事件，触目惊心，言之凿凿的所谓偏方，把孩子坑进了重症监护室。

不仅如此，在评论区，网友们还贡献了许多黑暗民间偏方。

猫毛剪碎敷伤口，癞蛤蟆煲汤治感冒，生吞蝌蚪强身健体，皮肤涂墨水除疱疹。

这……

管不管用先不说，仅仅是"捕获"原材料就很困难吧 。

烫伤究竟该如何处理？

听河南省人民医院整形外科主任医师谢锋的详细讲解，烫伤分两种，最常见的莫过于开水、热油、火焰等造成的高温烫伤。

特征很简单，被烫着立马疼痛、立马起泡、立马尖叫。

处理方法记住五个字冲、脱、泡、盖、送。还有一种烫伤光听名字就让人匪夷所思隐蔽性、伤害性都很强——低温烫伤。

这种烫伤往往悄无声息，伤害却不容小觑。

尤其进入冬季，又到了手不离暖手宝，睡觉要开电热毯，出门必贴暖宝宝的季节。

很多人睡前贴片暖宝宝早上起床一看。

肚子上竟然一堆小水泡，这就是低温烫伤了，可是暖宝宝摸起来并不烫啊。这是因为：低温烫伤指长时间接触，中等温度的热源造成皮肤损伤。

冬天温度低，人体皮肤对热的敏感度会下降。

44℃就能对人体皮肤造成烫伤，相关实验表明暖宝宝的发热温度可达60℃以上，将生鸡蛋包裹2片暖宝宝，3小时后，鸡蛋就被加热成半熟状态。

温度越高、持续时间越长，烫伤就越严重，除了暖宝宝、热水袋、电热毯、暖风机，都有可能造成低温烫伤。

由于低温烫伤犹如"文火烤肉"是从真皮浅层向真皮深层，再到皮下各层组织的渐进性损害。

因此，低温烫伤刚发生时并不明显，由浅入深皮肤的感觉神经末梢，还会慢慢适应这种温度，以至迟迟无法发出危险预警。

低温烫伤的皮肤早期外观，往往只是小水泡，通常面积较小，呈圆形或椭圆形，很容易被人忽视。

但实际创口往往深达真皮深层，甚至全层皮肤坏死，即临床诊断的深 II 度或 III 度烫伤。

若处理不及时创伤容易演变成溃烂，由于低温烫伤创面小、深度大，常常几个月都难以痊愈。

如何避免低温烫伤？

一定注意取暖工具与皮肤接触的距离及时间，只要手背觉得烫就存在低温烫伤风险，热水袋、暖宝宝，不建议直接接触皮肤，要选择质量有保障、能控温的电热毯，不要整晚开着电热毯睡觉，下面这几类人群要格外警惕低温烫伤的发生。

老年人：末梢神经敏感度下降。

糖尿病、中风后遗症患者：肢端感觉不够灵敏。

婴幼儿：神经发育不完全，表达能力差。

大量饮酒的人。

低温烫伤如何处理？

建议尽快使用凉水淋洗、浸泡"冷处理"越早进行效果越好，持续时间 20 分钟以上，直至创面疼痛显著减轻随后尽早就医！

千万不要迷信偏方。

在得到医生专业指导前不要擅自用药。

请勿擅自涂抹有颜色的药水，这样会影响医生对创面深度的判断。

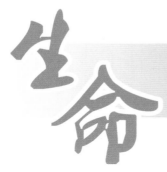

生命的暖阳

SHENGMING DE NUANYANG

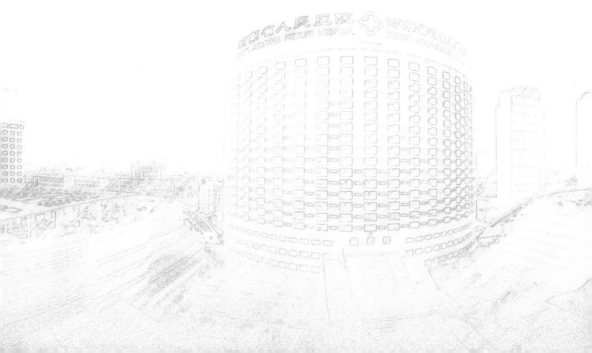

第四章　省医人文

2021-02-23

天使综合征孩子只会笑还停不下来

孩子脸上挂着笑容，本该是件让家长开心的事情。

然而，有一位母亲，每天看着女儿拍手欢笑，却有难以言说的心痛。

原来，孩子得了种罕见的怪病，这种病的发病率仅为（40000 ~ 10000），患病的孩子会一直微笑……

不会说话只会笑的"快乐木偶"

这天，一位年轻的妈妈带着自己两岁半的女儿，来到河南省人民医院的河南省医学遗传研究所。

孩子看起来比同龄的孩子弱小，脸上总是挂着微笑，还常一边微笑一边鼓掌。

据这位家长介绍，孩子现在还不会走路，也不会说话，但却特别爱笑。家人发现，孩子除微笑外无其他特殊表情。不久前，孩子突然开始出现抽搐症状，于是前来就诊。

染色体微阵列技术检测结果显示：孩子 15 号染色体 q11-13 区域 4.8Mb 的缺失，结合临床表型，患儿被确诊为天使综合征。

天使综合征，又叫"Angleman 综合征""快乐木偶综合征"，最早由英国儿科医生 Angelman 报道，其中 75% 为母源性染色体 15q11-13 区域缺失导致的一种罕见病。

目前无法治愈，只能产前预防

河南省医学遗传研究所所长廖世秀介绍，天使综合征目前尚无法治愈，只能通过药物控制。

伴有癫痫的孩子需要抗癫痫治疗，运动、认知发育障碍的患儿可以通过康复训练来进步，最大限度恢复生活自理功能，减轻家庭和社会负担。

虽然无法治愈，但天使综合征却是可以通过产前预防的。这就需要准父母们重视产前检测。

天使综合征患儿往往表现为低体重儿，出生时一般不到 2.5 千克。也就是说，在怀孕时，如果出现严重的宫内发育迟缓，孕妇一定要及时做产前检查。

如果临床表型和微阵列技术已经确诊第一胎为天使综合征，夫妇双方均应及时做染色体核型或者微阵列检测。

怀二胎时，可在怀孕早期抽绒毛或者中期抽取羊水，进行拷贝数变异检测。夫妇双方抽取 2～3 毫升外周血 EDTA 抗凝管。孕妈妈可以通过绒毛穿刺或者羊水穿刺，提取 DNA 后，15 个工作日即可发放检测报告。

重视产前筛查，及时预防风险

2017 年起，河南省开始实施免费产前筛查，2019 年开始实施免费产前诊断，通过一系列政策举措，出生缺陷患儿的出生率得到了有效降低。

河南省医学遗传研究所就曾接诊过神经管缺陷高风险、唐筛高风险的孕妇，通过染色体微阵列检测，胎儿被确诊为天使综合征。经过开展专业的遗传咨询，夫妻双方决定终止妊娠，有效避免了出生缺陷患儿的出生。

去年，一对夫妇前来省医就诊，在问诊过程中告诉医生，二人曾经生育过一个发育迟缓的男孩，8 岁了才会叫爸爸妈妈。再次怀孕后，夫妇俩特意对胎儿进行基因检测，结果胎儿被诊断为天使综合征，在医生的专业指导下，孕妇也选择及时终止妊娠。

这样的例子在医学遗传研究所并不少见。

"越来越多夫妇开始意识到产前筛查和产前诊断的重要性。通过科学有效的孕期产前筛查和产前诊断，能够及时阻断出生缺陷患儿的出生，不仅有利于优生优育和家庭幸福，同时对优化人口素质，减轻家庭及社会负担发挥了积极作用。"廖世秀说。

2 月 28 日是"国际罕见病日"，届时河南省人民医院医学遗传研究所将举行公益活动，关注罕见病，关注未来。

2021-02-24

跪地救人后悄然离去，他来自河南省人民医院

这几天，一则寻找好心救人者的信息在全网传播、广泛刷屏。

很多网友立刻高度关注，都市频道、大河报等多家媒体也第一时间予以报道跟进。

发布信息的网友，父亲2月16日时在禹州服务区突发心梗，陌生人跪地救助半小时后悄然离去。儿子发声：希望找到两位好心人！

2月23日，这名网友终于找到了救人者之一——"黑衣大哥"，他就是河南省人民医院麻醉与围术期医学科规培医师陈锦瑞。

时间回到2月16日，当天是正月初五，来自平顶山的周先生，带着疾病缠身20年的父亲，转诊至郑州一家医院治疗。走到禹州服务区，周先生的父亲突发心梗倒地，他开始为父亲做心肺复苏，家人和路过的群众纷纷呼救并拨打120，不少热心人也立刻施以援手。

几分钟后，周先生开始体力不支。当时，身穿黑色卫衣的陈锦瑞路过禹州服务区，看到有人倒地，周围有很多热心群众正在施救，他二话不说，赶忙上前查看情况。

作为一个麻醉医生，救死扶伤是义不容辞的责任。于是，他第一时间上前判断了患者的情况，然后立刻给予其心肺复苏和人工呼吸，直到120急救人员到场并给予专业的救治后才悄然离去。

看着一个又一个好心人跪地救援，周先生被深深感动了，不知该如何表达的他不停向大家磕头致谢。

虽然周先生的父亲最终不幸去世，但他特别希望能找到热心救人的大哥并说声谢谢。

"我相信，不管是我还是其他的医务工作者，遇到同样的事情都会义无反顾积极施救，这是每一名医者的本能。"陈锦瑞说，希望正确的心腹复苏方法能够全民普及，及时救助更多患者。

在医务人员看来，他们只是做了自己的"分内之事"，但正是因为他们的义无反顾和医者仁心，让茫茫人海多了一份弥足珍贵的爱，让所有人心中永远留存着这份温暖。

在河南省人民医院麻醉与围术期医学科，各种紧急危重病情司空见惯，医务人员人人都具备过硬的急救本领。他们还经常深入到学校、企事业单位等开展培训，提高群众急救技能。对在这里规培、进修的人员，科室每两周都要组织一次模拟教学，演练各种情况下的抢救，并每年进行考核培训，倡导时刻履行医者救死扶伤职责。

高铁上、飞机上、山道中、泳池旁……救死扶伤不分场合。近年来，河南省人民医院医护人员紧急时刻挺身救人的事迹层出不穷，引来患者群众的点赞和表扬。关键时刻站出来、冲上去、救得好，无愧于白衣天使的大爱担当！

2021-02-25

大雪中的最美身影

2 月 24 日晚，郑州突降大雪，朋友圈一夜之间被雪景刷屏。

在雪景图中，河南省人民医院一张医护人员深夜冒雪转运患者的图片，深深打动了许多人。

不少人在转发这张图片时，都评价说"湿了眼眶""最美身影"。

这张图背后有着怎样的故事？

我们现在就来为您还原。

22 时 30 分许，一名 50 多岁的脑梗死、肝脓肿高热患者，经河南省人民医院急诊科救治后办理入院手续，需尽快入住感染科病房，由导诊张其、詹延艳护送其前往。

一出门，两名导诊鞋子里就灌满了雪。纷纷扬扬的雪花打得她们睁不开眼，地上厚厚的积雪给平车增添了沉重的阻力。

两人埋头配合着，用尽全身力气，以最快的速度将患者送往急诊科病房。

"患者发着高烧，我们怕她着凉，只想尽快推到病房去，车在雪地里格外难推，当时又担心、又着急、又吃力。"张其说。

等顺利完成转运回到岗位，两人满头、满身都是雪，鞋袜也已湿透。"但这时心里反而特别轻松、开心。"张其说。

急诊出诊 4 次，接诊近 200 人次

大雪纷飞，道路积雪，却挡不住抢救生命的步伐。

河南省人民医院急诊抢救医护人员风雪无阻，接到 120 急诊求助电话后，第一时间赶往现场，护佑患者生命安全。

据了解，从昨晚 21 点到今天早上，急诊共接诊 185 人次，急诊抢救共出诊 4 次，将 4 名患者安全运送至省医接受治疗，从深夜一直忙碌至清晨破晓。

4 名患者中，一位患者因为雪天路滑摔伤，左腕部尺桡骨骨折。

一位 40 周待产的孕妇在雪夜突然羊水破裂，面临紧急生产，急诊人员及时赶到后确保了母子平安。

一位年过八旬的老太太深夜突发脑卒中。

还有一位因生气而导致胸闷、气短、险些昏厥的患者，家人焦急万分，但在急救车需要进入小区时，大门口的一辆小车却发生了抛锚。为了争分夺秒，医护人员走下救护车，推动小轿车，成功抢通一条生命通道。

跨城转运重症患儿，归途被风雪阻断

郑州大雪纷飞时，驻马店却是大雨倾城。当天夜里，一辆从河南省人民医院出发的危重症转运车载着 PICU 医生史小艳、护士王晓雯穿梭在大雨中，朝驻马店方向疾驰。

那里有一名 12 岁的女孩，突发车祸，造成急性重型颅脑损伤、硬膜下血肿蛛网膜下腔出血、头皮下血肿、双肺挫伤、右侧锁骨骨折等重伤，生命垂危，急需转院救治。

深夜 11 时 40 分，当转运团队抵达当地医院时得知，由于大雨，返程高速已封，为了患者安全，转运团队只能留守当地医院照护患者。

幸运的是，在史小艳、王晓雯及当地医护人员的共同救治下，患者病情暂时趋于稳定。目前，他们已经载着患者返程。

雪后，守护与美丽仍在继续……

为了保障患者群众的安全，2 月 25 日 6 点多，天还没亮时，河南省人民医院干部职工就开始热火朝天地清扫积雪。

7 时许，院内及周边道路的积雪就被清扫。

只剩下绿植和花朵上的积雪，装扮着雪后的河南省人民医院，赏心悦目，靓丽着人们的眼帘。

2021-02-26

ICU 里的"恋恋记事"

ICU 里的留言本,一扇门隔绝了两个世界。

一个充满期盼。一个充满牵挂。

因为疫情防控原因取消重症家属探视,又恰逢春节,患者、家属间的牵挂又多了几分。

为了给患者及其家属设置合适的沟通途径,ICU 一病区的医护人员特意准备了一个特殊的留言本。每当医护人员查房或者与患者家属沟通病情的时候,都会顺便让彼此将心里话写在留言本上。

它的出现,为亲人交流打开了一条通路,为医患架起心连心的桥梁。

以纸为媒 诉深情

亲爱的爸爸:今天是正月初四,天气越来越好。我(三妮)和振伟在病房外24 小时等你出来。这是郑州大医院,你在里面安心养病,医生和护士都非常专业,在里面配合人家,每天开心点,不要生气,有什么事可以跟护士说,他们都会帮忙解决,你可以让护士给我们传话,我们在外面等您,妈妈、姐姐、小米和小糖豆都在等您回家。

这是 21 床患者刘先生的女儿写给父亲的留言。

大年三十下午 4 点 30 分,家家户户正在为年夜饭忙碌的时候,鹤壁的刘先生却被紧急转至河南省人民医院 ICU 一病区,原因是晚期肝硬化导致的消化道大出血。这是一种非常危险的疾病,如果处理不及时,随时可能有生命危险。

按照以往,每天下午 4 点是重症患者的探视时间,不过由于疫情防控的需要,探视被暂时取消。

这也就意味着躺在重症监护室里的患者和家属无法直接面对面,思念和牵挂只能通过视频、文字等方式转达。

亲人的安危牵动着家人的心。特别是对于重症患者来说,亲人的关爱是患者战胜疾病的信心所在。

为了让家属和患者都放心,ICU 一病区专门准备了留言本,让门里门外的人们交换留言,自己则当起"快递员",将爱传递。

2021 年 2 月 17 日（正月初六）今天医生说你在里面非常乖，很听医生的话，现在你每天可以喝点水，等明天检查后，恢复差不多可以喝点米汤了，在里面听听收音机，每天保持好心情，我和振伟在外面 24 小时等你，有什么话想说可以写到这个本子上，让护士给我们转达。身体马上就要恢复了，我们可以见面了。

患者回复：2021 年 2 月 17 日（正月初六）今天我在里面想了很多，我在里面也想配合医生早日治疗好，但我得的是肝硬化，如果肝脏没有造血功能的话那咱就早点回家，记着不要哭，我也想通了，活着回家。里面医护人员都很好，你们放心。

细致入微 有温情

ICU 里的患者大都病情危重，所以这里也常常被大家称为"生死之门"。

在这里，不论是患者还是家属，身心总承受着巨大压力。

医护人员为了调节他们的心情，想出各种办法，不断转换身份，时而是快递员，时而是播音员，时而又是知心朋友，让家属放心，让患者舒心。

每天早上 7 点至 7 点 30 分，ICU 一病区门外，温柔动听的话语准时响起："一日之计在于晨，亲爱的患者及家属朋友们，大家早上好，这里是重症之声。"

最新的疫情防控、实用的科普知识等一应俱全。

这样的播报，已经坚持了近 300 天。

门内，每到早、中、晚三个时段，总会有悠扬的乐曲响起，利用音乐缓解焦虑，这是对重症患者采取的舒缓治疗之一。

ICU 实行 24 小时无陪护制度，医护人员治疗护理的同时，还要了解患者的喜怒哀乐，给予满足需求的帮助。

对于气管插管、气管切开或者是身体虚弱不方便说话的患者，医护人员专门买来可爱会叫的小黄鸭，只要患者用手轻轻一挤，小黄鸭就立刻发出声音，提醒医护人员自己需要帮助。

不仅如此，医护人员还制作了识图卡，"我想喝水""我想翻身""我想关灯"等日常需求都包括其中，小黄鸭和卡片不仅为临床工作带来了方便，更让患者得到贴心及时的照护。

正是在这种充满共情关怀的环境里，许多患者在这里转危为安，他们也将感谢写满了留言本。

2021-03-23

一次跨国就医带来的变化

一位来自南非的高校老师，因之前失败的手术经历，一度对眼部手术顾虑重重，一直拖到不能再拖才来就医。

拖延加重了他的病情，也让手术变得风险更高。

面对挑战，河南省人民医院眼科专家这样应对，让这位患者对这次跨国就医，有了非同一般的感受。

前段时间，河南省立眼科医院国际门诊来了一位国外友人 Dr.M（M 教授）。

他来自南非，是一名心理学教授，目前在河南一所高校当外教，因视力严重下降前来就医。

M 教授患白内障、青光眼已经很长时间了。之前，他因为左眼白内障在南非做了手术，但是效果并不理想，术后看远看近都较困难，并且一直有眼部不适感，裸眼视力仅有 0.12，矫正后才 0.6。

这次失败的经历，令 M 教授对白内障手术心有余悸，尽管右眼视力因白内障一再下降，他却一直拖着没有治疗。

一直到右眼视力下降到已经没有办法再正常工作、生活，M 教授才在朋友推荐下来就医。

白内障中心副主任医师吴众为 M 教授进行一系列检查后，发现他右眼罹患白内障，核硬度较高，说明患病时间已较长，矫正视力仅有 0.25。目前眼压控制不良，视野受损，需要进行白内障手术。

但是，M 教授长期眼压控制不良，已经造成了严重的视功能损害，眼部组织很脆弱。加上白内障程度很重，手术难度大。

因此，手术各个环节都要计划周全，稍有不慎就会造成眼部的进一步损伤，甚至造成不可挽回的严重后果。

M 教授自己的思想包袱也较大，他的视力主要靠右眼维持，生怕再出现什么意外，对治疗顾虑重重。

吴众团队对 M 教授讲解了白内障手术的流程，并且为他详细分析了手术中可能出现的情况以及应对措施。

护士长何嫦斋及其他护理人员也耐心安抚着他的情绪，并通过向他请教英语方面的问题缓解其焦虑情绪。

耐心细致的沟通虽然并没有完全打消 M 教授的顾虑，但他已经放松了很多，逐渐对手术充满了期待。

术前，吴众团队给予 M 教授甘露醇静脉滴注以降低眼压，减少后房压力，防止术中眼压骤降导致严重并发症的发生。

手术操作中，吴众尽可能轻柔，防止晶体囊膜和悬韧带损伤，并降低灌注瓶的高度，以减少过高的灌注压对视网膜视神经的损害，术后彻底置换出眼内的黏弹剂以减少对术后眼压的影响。术中联合前房角分离以解除房角粘连，打通房水流出通道，以更好地改善眼压

由于术前做了大量准备工作，手术非常顺利。五六分钟后，手术顺利完成，M 教授兴奋地说："You did a great job！（你们很棒）！"

术后，M 教授说手术时没有什么感觉，比较舒适，完全没有像在南非手术时那么疼。

术后二天查房，当医生打开覆盖眼睛的纱布时，M 教授激动地说："终于看清楚你们了，美丽的姑娘们，你们的技术非常高超，感谢你们。"

日前，M 教授前来复查， 右眼视力已经达到 1.2，眼压也恢复了正常。

他感慨地说："我在中国待了 4 年，这是让我就医体验感最好、服务也最好的医院，所有人都能用英语交流。感谢你们让我拥有清晰的世界。"

2021-04-01

14 岁患者脑出血，高铁转运争分夺秒

一位 14 岁的患者大量脑出血病情危急，急需转院。

从民权到郑州，常规的急救车转运，往返耗时四五个小时，且当天路途湿滑……

关键时刻，河南省人民医院、河南省人民医院豫东分院（民权县人民医院）以及高铁车站相关部门通力协作，争分夺秒，以一次非常规的高铁转运为生命救治争取了时间。

动静脉畸形引发脑出血，险

4 月 1 日凌晨 6 时，河南省人民医院豫东分院（民权县人民医院）急诊科接到一位 14 岁的患者董某。

患者家人称，孩子突然头疼、恶心呕吐，然后晕倒。

豫东分院急诊科医生行头部 CT 检查，显示大量脑出血破入脑室。神经外科及重症医学科医护团队立即着手抢救，同时将病情上报该院副院长呆金良及河南省人民医院常驻帮扶脑血管病专家段光明副主任医师。

经多学科会诊后，专家团队行双侧侧脑室置管引流。鉴于患者病情严重、考虑脑血管畸形，需要到河南省人民医院本部进一步治疗。

段光明积极联系河南省人民医院神经外科 ICU 冯光主任，远程传输患者生命体征及相关资料，评估是否适合转运。

上午 10 时，河南省人民医院 96195 综合调度平台接到电话，得知豫东分院一位重症患者突发脑出血、病情紧急亟需转院。

患者是动静脉畸形造成的脑出血，病情进展迅速，在路上多耽搁一分钟，就会多一分危险。

平台工作人员立即上报公共事业发展部负责人。考虑到民权县距离郑州有往返将近 400 千米的路途，若是使用普通急救车辆，至少将花费四五个小时的时间。而且今日有小雨，路面湿滑，耗时可能更长。

经过综合考虑，决定采用高铁转运救治患者，并制定了一系列严密的转运方案。

多方接力协作，快

按照计划，96195 综合平台精确调度危重症转运车辆以及转运医护人员准时前往郑州东站接站。

与此同时，公共事业发展部积极与郑州铁路公安处郑州东站派出所取得联络，希望派出所支援我院危重症患者转运工作。

派出所接到协助通报后，派公安室民警汤哲鹏、朱俊强等多名警力协助医院开展工作。

11 时 32 分，河南省人民医院神经外科 ICU 韩冰莎副主任医师、主管护师王真真、气道管理组护师刘远踏上前往民权的 G3162 次列车。

与此同时，民权县人民医院重症监护室主任、主任医师吴阳，主治医师吴朝阳、主治医师门耀等医务人员也在紧张准备着。查看患者体征，检查脑室引流管、胃管、尿管是否通畅。

一切准备完毕，11 时 50 分，医务人员启程出发护送患者前往民权北站。

12 时，急救车平稳驶入民权北站高铁站。

12 时 10 分，省医专家一行在民权北站下车。民权县人民医院医务人员护着患者也来到站台。双方进行了简单交接。

12 时 36 分，在车站乘警和列车乘务员的帮助下，省医专家团队护送患者登上 G2617 次列车。由于患者躺在担架上无法移动，担架只能放在过道中。

为了随时查看病情，近 40 分钟的车程，医务人员蹲在担架旁边，严密观察。路上给予心电监护、镇静镇痛、鼻导管吸氧、脑保护药物应用。

13 时 22 分，G2617 次列车到达郑州东站。

我院转运团队医生侯兵、96195 平台工作人员张文稳协助神经外科 ICU 韩冰莎等医护人员，迅速将患者平稳安放至转运车，车站客运部门协同派出所警员开辟专用绿色通道，保证医护人员和病人快速出站。

随后，民警田雯驾驶警车开道，为医院危重症转运车带路领航。很快，患者迅速转运至河南省人民医院！

随后，患者被转往河南省人民医院神经外科 ICU。专家团队迅速行动，紧锣密鼓地为患者采取针对性检查和治疗。

2021-04-09

肾移植后的腹泻咋防？
这里有你想不到的另一种"移植"

2021 年年初，刚刚肾移植 4 个月、回归正常生活的卢先生悲喜交加。

原本，成功做完肾移植手术后，他根据医生的指导，按时服药、定期复查，身体恢复得相当顺利。

可就在年初，先是莫名出现腹泻，然后症状不断加重，从症状较轻直接变成了稀水样腹泻，甚至一天腹泻 10 次不止。

这样的情况，即便是普通人也顶不住，更何况是肾移植术后的人，长时间下去，肾功能会再次受到损伤。

在对症用药收效甚微后，内心甚为煎熬的卢先生，找到了河南省人民医院肾移植中心主任、主任医师闫天中。

接诊后，闫天中团队先为患者进行全面检查寻找病因，结果显示大便艰难梭菌阳性。也就是艰难梭菌感染导致的腹泻。

"腹泻是肾移植术后常见的并发症之一，其中约有 10% 的患者是由于艰难梭菌感染导致的腹泻，该问题在我们专业领域内也是一个长久存在的困扰。"闫天中介绍。

巧的是，目前闫天中团队正在积极查找文献资料，并探讨一种新的治疗方式，即粪菌移植。

闫天中解释，粪菌移植是通过一定的途径，将健康人群粪便中的功能菌群移植到患者肠道内，以重建正常的肠道菌群，从而治疗疾病。

"粪菌移植可治疗肠炎、腹泻、消化道感染等疾病，目前国内有少数医院开展过，主要应用在消化内科、内分泌科等，但应用在肾移植术后发生艰难梭菌相关腹泻患者方面，目前国内暂未查到相关资料。"

"粪菌移植治疗艰难梭菌感染疗效显著，但资料显示该治疗方式是应用在患病的普通人群身上，而肾移植术后患者与普通人群不同，由于他们术后服用免疫抑制剂，免疫状态以及机体状态等都与常人有所不同，所以治疗前，我们必须做好充分准备。"闫天中介绍。

移植团队为患者详细介绍了粪菌移植的操作流程、治疗效果、可能的风险，以及应急预案。

听完医生的介绍，卢先生决定尝试该治疗方式。

卢先生说，"我已经反复腹泻将近 1 个月了，常规的治疗方式都不太见效。来院检查发现肌酐指标很高，医生说这意味着肾功能不全，再这样下去移植肾可能面临衰竭的风险。"

专家团队提前联系消化内科医师，按既定时间完成粪菌注入通道，与患者沟通好移植后 3 天内注意事项，确保粪菌移植顺利进行，达到最佳治疗效果。

2 月 1 日，经过充分准备，移植团队根据先前制定的治疗方案，顺利为卢先生完成了粪菌移植。

效果也让医护人员和卢先生惊叹。

术后第一天，监测患者的艰难梭菌已转阴，当天，患者的大便就有所成形，一直持续到 4 月 5 日他来复查，情况都非常不错，再也没有出现腹泻，大便一直都是正常状态。

有了第一个成功案例，3 月 5 日，专家团队又为一名肾移植 8 个月、反复腹泻 2 个月，同样也是艰难梭菌腹泻患者进行了粪菌移植治疗。

截至目前，患者情况也恢复良好，由治疗前最为严重的每天 3 ~ 5 次稀水样腹泻，恢复到目前大便规律、绝大多数成形的情况。

闫天中介绍，早在 2018 年，科室就已经开展粪菌移植技术，用于治疗肠道定植菌（例如肺炎克雷伯杆菌）等方面。

他说，"我们之所以会决定尝试粪菌移植治疗肾移植术后出现艰难梭菌感染腹泻的患者，是因为这类患者的传统治疗方式是调整免疫抑制剂以及常规的治疗腹泻药物，但疗效一般，患者的情况往往是反反复复。临床上我们还接诊过肾移植后两三年的患者，由于反复腹泻导致肾功能再次衰竭，所以探索新的治疗方式势在必行。"

2021-04-14

经历 11 次试管婴儿，隐匿"真凶"终找到

反复失败，反复重来，腹部打针打出了血泡，吃药就像吃饭，曾经病急听信"祖传偏方"……

10 年 11 次试管助孕的她，求子路上历尽艰辛。

在河南省生殖医院，医生终于揪出反复失败的背后原因，她也在 42 岁时圆了亲子梦。

8 次移植胚胎均不明原因失败

"嗨，宝贝，终于等到你，还好我没放弃。"

历尽千辛万苦后，抱着怀里的孩子，42 岁的吴女士不由得喜极而泣。

在 11 次试管助孕之后，她成功产下一名健康男婴。她动情讲述了求子的"万里长征路"。

2006 年，吴女士成了一名幸福的新娘。和所有女孩子一样，她也憧憬着婚后美好的生活，期待有一个天使宝宝。

2007 年，吴女士意外怀孕。由于工作太忙，没有特别在意和休息，在 30 多天的时候突然出血，不得已做了全麻清宫手术。

之后的 4 年，在没有避孕措施的情况下她一直没有怀孕。

2011 年，她在某医院做了全麻宫腔镜检查，结果显示双侧输卵管不通，医生建议她做试管助孕，她选择了本地一家不孕专科门诊，开始了"试管之路"。

经过一系列准备之后，吴女士成功获得 7 枚优质卵，2 枚受精，顺利移植，14 天时抽血验 HCG 值显示怀孕。可吴女士还没来得及高兴，就出现了流血现象，最终出现了生化妊娠。

"试管助孕的成功率是有比例的，大不了重新再来。"吴女士自我安慰。经过修整，她再次促排，取卵 6 枚，配成 5 个胚胎，分两次移植后却都遭遇失败，宝宝连着床都没有。

接连 3 次失败，医生也没给出明确原因，只是建议换方案继续尝试。

就这样，检查过期了再做，方案失败了再换，长方案、短方案、微刺激方案等，各种方法试了个遍，吴女士连续做了 6 次取卵、8 次移植，却依然连一次着床都没有。

随着年龄增长，能取到的优质卵泡越来越少，吴女士心里很着急却又不知道努力的方向，她成了医院里的疑难杂症患者，有的医生甚至已经劝她使用赠卵。

后两次失败中孕育着成功希望

但是，吴女士始终没有放弃。

2018年，抱着终极一试的心态，她来到了河南省生殖医院（省人民医院生殖中心）。

河南省生殖医院常务副院长、主任医师张翠莲叮嘱她，移植前要找生殖免疫科检查一下免疫情况。

生殖医院生殖免疫亚专科主任、副主任医师何巧花以及主治医师于岚大夫了解情况后，为她"量身定制"了周全的治疗方案。

2018年11月，吴女士取了7个优质卵泡，配成5个胚胎，移植2个、冷冻3个。经过药物调理，吴女士成功受孕，但在孕35天时检查发现胚胎停止发育。尽管再次以失败告终，但这已经是吴女士试管之路走得最远的一次了。

2019年8月，吴女士将冷冻的3个胚胎解冻，优选2个移植。但很遗憾，这次没有受孕成功。经宫腔镜检查发现，原来，这次是吴女士子宫条件太差，宫腔发生了粘连，子宫内膜陈旧性损伤，还有炎症。

如果说第10次移植，由于年龄和子宫情况，导致吴女士受孕困难。那么之前到底是什么原因导致多次试管失败？多年前开始尝试时，吴女士的年龄、身体状况等，都处在一个"黄金时期"，为什么接连8次努力连着床都没有？

何巧花和于岚医师反复会诊，多次讨论吴女士的病历。随着她们剥茧抽丝般的分析诊断，一种在不孕症妇女中阳性率较高的疾病逐渐浮出水面。

而随着这一原因的发现，吴女士的试管助孕之路也终于柳暗花明，迎来转机。

揪出"真凶"后终圆多年梦想

"近年来的研究发现，在反复胚胎种植失败的妇女中，抗磷脂综合征阳性率高达9%。我们在临床也时有发现。"何巧花说。

经检测，吴女士也患有抗磷脂综合征。

这是一种自身免疫性疾病，临床上以动脉、静脉血栓形成，病理妊娠和血小板减少等症状为表现。它可以影响胚胎着床，导致妊娠早期流产和中晚期死胎等。

"吴女士的症状表现为胚胎无法着床或妊娠早期流产等，临床上我们还见过妊娠四五个月甚至七八个月发生死胎的现象。"于岚说。

虽然发病隐匿，但抗磷脂综合征一旦确诊，经过正规治疗，治愈率却较高，90% 以上的患者都可以成功妊娠。

经过一段时间的治疗、调理后，2020 年元旦前后，吴女士进行了第 11 次胚胎移植。

从移植后的第 7 天起，她每隔一天就抽血化验一次 HCG 值，调整用药。看着 HCG 值的变化，吴女士的心也像过山车一样上下起伏。

由于多年来打针过多，吴女士的腹部起了个血泡，但她依然沉浸在幸福的向往中。

她的经历也牵动着医护人员的心。何巧花副主任医师休假期间专门给她打电话指导用药，防止伤口感染，从移植成功后到分娩前一周停药，无论上班还是休息，对她的帮助从未间断。

怀孕 38 周 +4 天时，吴女士在当地医院剖宫产迎来了自己的宝贝。

看到宝宝的瞬间，她感觉曾经的痛苦都成了浮云，一切都是值得的。医护人员和朋友也都给她点赞。

吴女士的"好孕"经验谈

吴女士还特意把自己做试管的过程总结了几点感受，希望能给以后的姐妹一些帮助。

信心胜于黄金。只要医生还没有说放弃，自己绝对不能先放弃。

选择大于努力。不要随便听信广告，一定要选择正规、专业的大医院趁早做。

配合重于一切。不怀疑、不盲从，牢牢记住医生的每一次叮嘱，医患双方共同努力。

2021-04-25

异国他乡直面恶性肿瘤，他经历三次"反差"

"I feel safe."（我很有安全感）一个来自塞尔维亚的患者，由衷地表达在中国就医的体验。

这位患者韦德（化名），就诊的医院是河南省人民医院泌尿外科一病区。

从手术，到康复……在他言谈中，前所未有的安全感，从刚刚咨询就开始了。

第一次接触，就认定这里

韦德在一家教育机构做英语老师，虽然中文还不熟练，但依旧喜欢带着家人在各地游玩，品尝美食，中国境内良好的治安让他印象深刻。

3月份的一次意外，让他对另一种"安全"也有了不一样的体验。

一次体检中，超声检查发现他膀胱有肿物，需要做膀胱镜进一步确诊。

韦德一听就慌了。

在他的印象中，看病可不是小事，医院、医生、保险公司……

这些烦琐操作，又是异国他乡，行吗？

3月29日，在中国同事的推荐下，韦德来到河南省人民医院咨询。

初到医院，门诊中英文双语的指引牌就让他眼前一亮。

之后顺利找到泌尿外科，但他心里依旧忐忑："该怎么跟医生沟通呢？"

等一开口，熟练的英语表达让韦德心中的石头落了地。

"门诊就可以做膀胱镜，医生开单后在内镜中心预约就行了；膀胱镜检查并不痛苦，如果特别紧张或者害怕也可以选择全麻，做的过程中可能需要取活检，等活检的结果再决定后续治疗……"

第一次接触，就让韦德有了不一样的期待。

担心和孤独，在这里找到了"防护墙"。活检结果并不乐观：恶性肿瘤。

内镜医生第一时间通知韦德。

详细告知风险，建议住院手术。

4月5日，韦德办理了住院手续。

孤独，是他最开始的感受。

家人需要照顾孩子，病房中，他多数时间独自一人。

朋友圈里，他眉头紧皱，但仍努力为自己加油。不过，在医护人员体贴入微的鼓励下，周围的一切生动起来。

韦德喜欢自己的床位靠着窗户，喜欢在住院期间听音乐。

就连床头墙壁上一株正在盛放的小花图案，似乎也在鼓励他振作。

康复出院，第二种"安全"让他品尝幸运治疗中，主任医师刘建军、主治医师段小雨、住院医师王淼组成的医师团队，全程英语查房，沟通无障碍。

在韦德看来，这里的医生会解释一切。"他们对我没有隐瞒，很直接地回答所有问题，同时也很会宽慰人。"

4月8日，这里的手术很顺利。在泌尿外科主任丁德刚指导下，刘建军主任医师团队顺利完成膀胱肿瘤剜除术。4月15日，他康复出院。

乐观开朗的韦德表示，自己是幸运的，从"人生的彼岸"又回来了。

而在异国他乡，又是让人放心安心的。

"医生们很友好，经常来检查我（查房）。我能看到，医生理解我的难处，我明白，他们为我所做的一切。"

2021-04-27

穿越百年、震撼人心！这场诵读与众不同

当波澜壮阔的党史落笔成诗，当一代代红色经典弥漫书香。

当白衣战士倾心演绎、深情诵读会发生什么？

这场特殊的读书分享会上一定能找到答案。

为庆祝五一国际劳动节，按照院党委的要求，由院工会主办的河南省人民医院"幸福省医 经典共读"第36期读书分享会暨《颂红色经典、温初心使命》诗文诵读会在省立眼科医院多功能厅举行。

河南省卫生健康委党史学习教育领导小组第一巡回指导组组长、二级巡视员张娟，法规处二级调研员石全军、规划发展处四级调研员李洪彦前来读书分享会现场。院长邵凤民，党委常委武素英、田海峰、陈传亮、申志强、孙培春、张连仲、李建军、赵东卿、郭智萍参加读书分享会。

这是一场党史学习教育活动专题读书分享会；这是疫情发生以来医院第一场线下读书分享会；这是诵读者涵盖各类模范代表，内容紧扣百年党史的读书分享会。

诵读者包括全院各级劳动模范荣誉获得者、先进工作者、三八红旗手、最美医生、援鄂医疗队员代表等，朗诵内容紧扣中国共产党百年发展脉络，从事业初创到革命烽火，从民族解放到新时期伟大复兴，仿佛将所有人置身于百年奋斗的峥嵘岁月和时光长河中，精心呈现、亮点纷呈。

红色经典直抵人心

有一个梦，早在一百年前，从嘉兴南湖的那艘红船启航，开启了一个伟大政党百年奋进的漫漫征程。

超声科、检验科、医学影像科和医学装备部的诵读者共同朗诵了《红船，从南湖起航》，用诗文重温了中国共产党带领人民艰苦奋斗、敢教日月换新天的光辉历程，让"红船精神"指引前路、代代相传。

华中阜外医院诵读者带来了《西江月·秋收起义》《西江月·井冈山》《水调歌头·重上井冈山》三篇毛泽东诗词。"世上无难事，只要肯登攀！"恢宏磅礴的诗句豪迈抒发了一代伟人的革命情怀，慷慨激昂、催人奋进。

一部两万五千里的浩瀚史诗，镌刻在20世纪的中华大地；720多个日日夜夜，

走出了前无古人后无来者的千古绝唱。医技分会带来了朗诵《长征歌》，也带着所有人的思绪，回到了那气吞山河的时代壮举中，深刻感受和铭记伟大长征精神。

中国共产党领导的工农红军以非凡的智慧和大无畏的英雄气概，克服千难万险，开启了实现民族独立、人民解放的伟大斗争。河南省脑血管病医院的两位诵读者共同朗诵了《丰碑》。情真意切、娓娓道来、感人至深，共产主义的伟大信仰、工农红军的钢铁意志被表达得淋漓尽致。

延安是中国革命的圣地，老一辈革命家在这里生活战斗、领导了抗日战争和解放战争，培育了生生不息的延安精神。综合分会为大家诵读了著名作家贺敬之的《回延安》。"赤卫军，青年团，红领巾，走着咱英雄几辈辈人……身长翅膀脚生云，再回延安看母亲！"让人真切感受到延安精神的隽永和伟大。

"宜将剩勇追穷寇，不可沽名学霸王"，"不管风吹浪打，胜似闲庭信步"，这是何等大气磅礴！药学分会用铿锵有力的朗诵，重温了《七律·人民解放军占领南京》和《水调歌头·游泳》两首毛泽东著名诗词，表达出中国共产党人解放全中国、彻底改变国家民族命运的必胜信心。

一场发生在朝鲜战场上没有打响的伏击战，一个尘封半个多世纪的传奇故事。外科分会的诵读者倾情演绎了发生在 1950 年冬季的故事——《永恒的雕像》。一个连的志愿军战士身着单衣，保持着战斗队形全部冻死在朝鲜零下 20 摄氏度的狙击阵地上。诵读者动人的声音震撼了全场观众。一群可歌可泣的传奇英雄仿佛来到了听众面前。

太行东麓，一条流动的"天河"盘在山腰，这就是被称为"世界奇迹"的红旗渠。斗转星移，流逝的是时光，不变的是精神。援鄂医疗队员、急危重症医学部的诵读者朗诵了《红旗渠》，让人深刻认识到，奇迹的背后是共产党人舍生忘死的拼搏奉献，感动和激励着现场每个人。

40 年，是一棵幼苗长成参天大树的时间；40 年，是一个稚子成为国家栋梁的时间；40 年，是一个国家完成辉煌蜕变的时间。来自后勤分会的诵读者声情并茂朗诵了《时代的旋律》，一字一句都牵动着观众的心，每个人无不为奋发图强、自强不息的民族精神所感叹、所激励。

对于每一个人，梦想是一种希望、一种向往、一种对未来的期冀；对于一个民族，它则是集体的记忆、凝聚的共识、奋斗的目标。河南省立眼科医院带来的朗诵《放飞中国梦》，神采奕奕的姿态、发自肺腑的声音，描绘着熠熠闪光的中国梦。追梦之人与逐梦之心交相辉映。

"人民有信仰，民族有希望，国家有力量。"这份"中国的脊梁"中透露出的价值选择，浸润民族厚积薄发的丰厚滋养。河南省生殖医院、外科分会共同带来的节目《脊梁》韵味十足、字字铿锵，表现力和感染力俱佳，让现场观众产生了强烈共鸣。

当理想飘扬在一线战场，当逆行者奔忙，千万里万众守望。《在疫情面前，请相信我们的祖国》，来自内科分会的诵读者们的声音张弛有度，如涓涓流水润泽心灵，唤起了所有人关于抗击疫情那个冬天寒冷又温暖的回忆。春和景明、山河无恙，感谢他们的奉献和付出！

机关分会的朗诵《向胜利进军》，以脱贫攻坚决战决胜为主题，内容充实生动，寓意深刻，富有感召力。通过回顾中华民族成长、奋起的过往，鼓舞人们迎难而上，激励中国劳动者用行动和智慧披荆斩棘，向建党百年交上一份壮丽答卷，开启"十四五"新征程。

2021-05-09

高铁乘客发病，省医医务人员 10 分钟内赶到

高铁上，一名旅客突然身体不适。

关键时刻，两位河南省人民医院医护人员，挺身而出。

5 月 9 日下午 17 时 15 分，在从上海到郑州的 G1815 次列车 14 节车厢上，一位乘客突然高血压升高，喘不上来气、头疼难忍。

列车广播随即响起，一场救治即刻展开。

河南省人民医院脑血管病医院总护士长冯英璞、老年医学科护士长常陆仅用了不到 10 分钟，就跨越 8 节车厢，立即赶到患者身旁。

同在列车上的郑州大学护理学院院长张艳也闻讯赶来。常陆立即为患者监测血压和心电图。

结果显示患者血压为 170/110 毫米汞柱，情况紧急常陆护士长立刻电话联系老年心血管病专业管钱鹏医生，医生远程指挥，给予速效救心丸和络活喜药物应用，严密观察乘客病情变化。

其他旅客纷纷送来降压药，大家齐心协力帮助这位突发疾病的乘客。

30 分钟后，患者的症状逐渐减轻，血压降至 130/100 毫米汞柱。

为了确保安全，冯英璞和常陆征得乘客同意，列车联系 120，在列车到站后，患者被送往河南省人民医院接受进一步观察治疗。

2021-05-13

500 多万次正能量刷屏！高铁救人的感动不止这些

4 天前，G1815 次列车一位乘客突然发病。

河南省人民医院两位护士长挺身而出、立即施救帮助乘客转危为安。

短短 4 天。

高铁救人事迹全网传播，正能量起飞。

人民日报健康客户端、央广网、中国日报网、凤凰网、腾讯网、新浪网、网易、河南日报、顶端新闻、河南广播电视台、河南新闻广播、河南交通广播、河南商报、猛犸新闻、大河网、映象网、医药卫生报、大河健康报、郑州日报、郑州晚报、河南健康网……国家级、省级等各主流媒体全媒体累计报道 470 余篇次，全网浏览阅读量超 500 万。

医院官微留言板秒变"大型夸夸现场"数百条真情留言刷屏，大家纷纷为省医点赞。为河南医护人员喝彩。

这些天，高铁上救人的冯英璞、常陆两位护士长面对镜头回忆和讲述了救人时刻的前前后后，她们的这些话让人读懂了不一样的感动。

"我要去看看是什么情况，我能够发挥什么样的作用，然后去救他"——冯英璞河南省人民医院脑血管病医院总护士长。

"只要听到有任何需求的这种呼喊，我们都是第一时间本能地冲向这个地方。"——常陆老年医学科护士长。

近年来，河南省人民医院医护人员危急时刻挺身救人的事迹层出不穷，引发广泛关注。飞驰的高铁中，行进的航班里，川藏天路上，跨国旅游时，高速服务区，泳池旁、超市里、雪夜中……

关键时刻他们总能站出来、冲上去、救得好，无愧于白衣天使的大爱担当。

2021-06-19

景区游客悬崖跌落，省医直升机救援来了

"患者生命体征平稳。你看河滩上有红色衣服，就在这个地方降落。"6月19日下午，河南省人民医院互联智慧96195综合服务平台和航空医疗紧急救援中心接到求助电话，某景区有一名游客不慎从50米高处悬崖跌落，情况危急，亟需航空转运。

10分钟后，急诊科主治医师王鹏和护师关闯带着急救物品，迅速乘坐河南省人民医院紧急救援直升机前往事发地点。

16点24分，直升机以最快速度到达景区上空。

但是山中地势崎岖、气候复杂，茂密的植被遮挡了飞行视野，飞机只能在崇山峻岭之间盘旋，一边寻找伤者，一边寻找降落点。

大家心急如焚。景区医生给王鹏发来信息：患者生命体征平稳。你看河滩上有红色衣服，就在这个地方降落。

醒目的指引给了飞机方向。终于，在一处裸露的石滩上，一群人包围着伤者，向天空招手。

飞机成功降落，医护人员立刻施救。只见伤者的衣服多处被剐烂，皮肤大面积擦伤，遍身血渍，面容痛苦。

王鹏和关闯与景区医生再次检查伤者生命体征和伤情，并为他及时处理伤口，固定颈托、头部固定器和脊柱板。

16点38分，载着伤者和医务人员的转运直升机从景区返航。一路上，王鹏和关闯细心照顾，时刻关注心电监护仪的指数，检查静脉通路。

17点07分，飞机平稳降落至河南省人民医院停机坪。骨科二病区主治医师蔡腾等医护人员，早已在此做好接诊准备。大家奔跑至机舱门口，将患者抬至平板车，迅速转运至急诊抢救间。

目前，伤者生命体征稳定，正接受CT检查和进一步治疗。

这是河南省医人民医院航空医疗紧急转运的第38名患者，也是第一次在情况复杂的山区实施急救。

2021-06-23

ICU 里住俩月后，她约医护人员到武汉吃热干面

"你们这儿的热干面不好吃。等我好了回武汉，请你们吃正宗热干面……"

开朗时尚的她，在 ICU 里住俩月后跟医护人员许下"热干面之约"……

73 岁的杨奶奶，在短短半年之内经历了 3 次生死劫。

生病前，杨奶奶开朗时尚，爱说笑，爱打麻将，爱吃热干面。

生病后，戴着呼吸机在 ICU 躺俩月，万念俱灰。

康复中，在医护人员的帮助下，终于又重新站了起来，恢复笑容。

漫长的几个月里，她到底经历了什么？

康复后，她又为什么，跟医护人员许下"热干面之约"？

后来，颤抖着写下"让我儿子来接我……"

故事要从半年前说起。去年，家住武汉的杨奶奶查出了胆管癌，年底在武汉做了右半肝切除术。

手术及放化疗降低了免疫力。

术后一个月，她因胸闷得厉害，被儿子接到郑州某医院治疗，诊断为"免疫相关性肺炎及心肌炎"。

治疗 20 多天后，杨奶奶的症状不断加重，戴上呼吸机住进了 ICU，没想到一住就是 50 多天。

生活中，杨奶奶一辈子被老伴儿宠着，又有两个儿子的陪伴、孝敬，ICU 里的孤独无望让她备受煎熬。

气管切开不能说话，她写字条"诉说"心声"让我儿子来接我""我想跟家人在一起"……

杨奶奶心声，看到她颤抖的笔迹，家人的心情沉重而焦虑。

眼看治疗陷入困境，所在医院建议：转到河南省人民医院呼吸与危重症医学科试试吧，那里的重症－亚重症－康复一体化管理模式，创全国先河，专门助呼吸重症患者脱离呼吸机和管道，回归正常生活。

多方打听后，两个儿子把老人转诊到河南省人民医院。

杨奶奶的入院诊断包括：免疫相关性肺炎；气管切开术后 呼吸机依赖；肺部感染；念珠菌血症；胆管癌术后；双下肢静脉血栓形成；高血压病；2级中危组；胆囊切除术后；甲状腺功能减退；胃肠息肉术后。

复杂的病情让人揪心。

但成立5年多，重症－亚重症－康复团队，已帮不少长住ICU的患者成功拔管脱机，回归家庭，有的病情比杨奶奶还重。

呼吸与危重症医学科资深专家马利军，医师孙贝贝、刘雅静、刘豹，呼吸治疗师李成等组成团队，经过严格评估认为，杨奶奶有希望拔管脱机，但需要本人和家人的良好配合。

他们为杨奶奶制定了详细的治疗和康复方案，每个阶段该做什么一目了然，看到这份长达数页纸的康复方案。杨奶奶家人坦言："看到了希望。"

住院第一天，医护人员给她戴上了语音阀，杨奶奶终于能开口说话了，她的第一句话是："谢谢你们……"

听到母亲久违的声音，两个儿子流泪了，他们想多陪母亲一会儿。

仅仅6天，心愿就实现了：在专业的治疗护理下，杨奶奶入院6天后就从重症转到普通病房，回到了家人身边。

拔管后的第一个心愿：吃碗热干面。

虽然症状减轻，但脱机并重新站起仍是巨大挑战，要克服难以想象的痛苦。

看着老母亲难受的样子，两个儿子于心不忍，不断对治疗过程提出疑问，甚至在间断脱机时偷偷给老人戴上呼吸机。

呼吸与危重症医学科五病区主任况红艳、护士长闫秀文找来之前成功的康复案例，反复劝说，两人终于理解了医护的良苦用心，重新回到了配合治疗的正轨上。

不到一个月，杨奶奶先后拔掉了胃管、呼吸机、胸部引流管等，每天用轮椅推着老伴儿在病区散步。

老先生打趣说："这辈子都没享受过这待遇"。

拔掉胃管后杨奶奶迫不及待地问医护人员："我能吃碗热干面吗？"

经过几天的调理，杨奶奶如愿以偿吃到了热干面。

她说："这儿的热干面不好吃，等我好了回武汉，请你们吃最正宗的热干面。"

住院治疗一个月后，杨奶奶高高兴兴地出院回家，诙谐的"热干面之约"，成为医患深情的宝贵见证。

那么,还有哪些像杨奶奶这样的患者,适合"赋岁月于生命"的呼吸康复治疗呢?

呼吸与危重症医学科主任张晓菊介绍,像脑血管病、慢阻肺、肺癌术后、外科术后出现肺不张和痰液增多等并发症的患者等,都比较适合。

目前,在张晓菊带领下,呼吸与危重症医学科飞速发展,呼吸重症、呼吸治疗、呼吸康复、睡眠呼吸障碍、介入呼吸病学、肺功能6大单项技术,均获批成为全国首批呼吸与危重症医学科单修基地,未来将造福更多患者群众。

2021-06-30

党建文化长廊映照初心

百年大党，风华正茂。

作为医院庆祝中国共产党成立 100 周年系列活动的重要组成部分，河南省人民医院"初心映照 礼赞百年"党建文化长廊，正式亮相！

历史是最好的教科书。徜徉于此，学习百年党史、传承红色基因、感悟真理力量、颂扬党的丰功伟绩，向矢志不渝的初心致敬。

让我们走进其中，一睹真容！

文化长廊位于河南省人民医院门诊负一层的连接通道，贯穿东西门诊区域，长度约 80 米，分为 5 大部分，共 14 个板块。

以红色为主旋律，辅以精美的图文，展示中国共产党波澜壮阔的百年历程，置身其中，使人静心品读中国共产党始终同人民心连心、同呼吸、共命运的"精神密码"。

党建文化长廊共分为 5 个部分——

第一部分"百年峥嵘"

精选展现历届领导人对党史的重要论述。通过回顾中国共产党的百年光辉历程，激励我们把党的历史学习好、总结好，把党的成功经验传承好、发扬好。

第二部分"初心映照"

百年征程波澜壮阔，百年初心历久弥坚。百年历史，涌现出了众多模范典型。

长廊以翔实的图片记录、精要的文字描述，展示革命前辈的光荣事迹，回望历史巨变，展望更加壮阔的宏伟蓝图。

第三部分"精神丰碑"

从革命时期的红船精神、井冈山精神、长征精神、遵义会议精神、延安精神、西柏坡精神、红岩精神，到新中国成立后的抗美援朝精神、"两弹一星"精神，再到改革开放以来的特区精神、抗洪精神、抗震救灾精神、抗疫精神、脱贫攻坚精神，包括中原大地的二七精神、大别山精神、红旗渠精神、焦裕禄精神，一代代薪火传承，一次次赓续接力。

行走于长廊，见证的是历史。无数革命前辈锻造了可歌可泣、光照千秋的伟大精神，汇聚起众志成城、一往无前的磅礴伟力，激励每个人奋勇前行。

第四部分"复兴圆梦"

走过长廊，深入领会习近平总书记对伟大复兴中国梦及社会主义核心价值观的深刻阐释。

"四个伟大""四个全面""五位一体"，一系列重要论述指引我们在奋斗过程中不断自我净化、自我完善、自我革新、自我提高，向着伟大复兴中国梦的实现奋勇前进。

第五部分"全面从严治党"

征途漫漫，唯有奋斗。

长廊围绕党的建设，介绍了全面从严治党的显著成效，"四大考验""四种危险""四个意识""四个自信""两个维护"一一深刻解析，深入贯彻全面从严治党要求，是每一位共产党员的历史使命。

2021-07-02

230斤产妇胎盘早剥，抢救收获意外"惊喜"

6月22日15时40分，正在进行清宫手术的河南省人民医院产科主任武海英，突然接到了郑州某医院产科打来的急救电话。

"武主任，紧急情况，一个孕妇胎盘早剥，需要转到您那里抢救。"

抢救危重产妇武海英已经不是第一次遇到了，但当产妇通过急救绿色通道，第一时间被推进产科重症监护室时，医护人员还是吃了一惊，患者体重高达230斤。

而且，下身全是血迹面色苍白。

血压只有84/39毫米汞柱，脉搏不清摸不到宫底高度胎心未闻及……

面对这样的情况，急救人员甚至连静脉通路，都无法第一时间建立。

进一步查阅病历后发现，产妇是个"老病号"了。子痫前期、高血压、糖尿病……

情况紧急，产妇病情危重生命安全已无法保证，武海英当机立断暂停所有检查，立刻启动产科绿色通道将产妇送至手术室，麻醉科、输血科、检验科立刻赶来配合抢救，同时也征求了产妇丈夫的意见全力保大人。

一场多学科协作的生命大抢救开始了。

手术室护士长尚坤迅速协调手术室，麻醉科崔明珠主任立刻为产妇行全身麻醉，抢救团队随即开始抢救，产科护士飞奔前往输血科取血，由于时间紧迫，产妇在抢救前还没来得及做超声检查，胎心始终未闻及难道……

胎儿已经夭折？

但武海英根据多年的工作经验认为之前没有听到胎心，可能是因为产妇体重过大肚皮过厚导致，胎儿也许还有抢救的希望，立刻通知新生儿科医生随时开始抢救胎儿。

此刻的手术室巡回护士、麻醉护士、儿科护士、助产士，各自忙碌、气氛紧张武海英和产科副主任王焕萍、主治医师赵琳开始为产妇行剖宫产。

切开水肿的皮肤脂肪分离粘连，青紫的子宫体映入眼帘，清理大量的积血块。专家团队第一时间将孩子助娩出来，随后交给新生儿科医生和助产士。

"有心跳，孩子有心跳，可以抢救"新生儿科主治医师张磊的一句话，打破了手术室的沉寂大家瞬间燃起了斗志。

此刻的手术室分成了两个战场，新生儿科医生全力抢救孩子，产科医生全力救治产妇输血、结扎血管……

17时许，好消息传来"母子平安，抢救成功。"

此时，距离产妇紧急入院只用了 1 个小时

手术室外,焦急等待的丈夫得知产妇平安后,不停地向医务人员表示感谢。"给你一份意外的惊喜，宝宝也平安降生，4 斤重。"

听到医务人员的这句话后，产妇的丈夫喜极而泣。

2021-07-05

酷暑天的 6 分钟！一个举动引发媒体纷纷聚焦

炎炎夏日，老人突然倒地不起，家属焦急万分……

就在此刻，女孩挺身而出，一个持续了近 6 分钟的举动，让家属铭记在心。

7 月 1 日党的百年生日之际，家人特意送来锦旗，女孩的救人事迹，才被媒体、社会广泛关注。

连日来，河南广播电视台都市频道、民生频道、医药卫生报等媒体重点聚焦……

事情还要从 6 月 17 日 14 点 30 分说起，河南省人民医院中医院护士来婵娟，在未来大道与商城路交会处，熊耳河畔一小区内发现一位突发脑卒中陷入昏迷的老人，蹲在一旁的家属不停呼喊，情绪濒临崩溃。

来婵娟快步走到老人身边立刻抢救。

她俯身跪地对老人进行胸外心脏按压、人工呼吸。

这一过程，持续了近 6 分钟，烈日当头，来婵娟顾不得汗水浸透衣衫持续对老人施救，直至 120 急救车到达，来婵娟的举动让老人的家属十分感动："她在我们最无助的时候，伸出了援手"。

锦旗上的文字："助人为乐伸援手，天使善举暖人心"，正是家属内心的真实写照。

如今，在河南省人民医院医护人员救人事迹层出不穷省医人关键时刻挺身而出、救死扶伤的形象印刻在人们心中。

2021-07-12

车祸现场，他们"顺手"救了个孕妇

这两天，一则河南省人民医院医护人员出任务途中"顺手"救了一名孕妇的消息，上百家媒体平台聚焦短短一天吸引2000多万人次关注，满满的正能量刷屏。

"新华网、央广网、梨视频、河南日报、河南省卫生健康委官微、大河报、河南商报、顶端新闻、大象网、医药卫生报、大河健康报、河南法制报、河南新闻广播、河南交通广播、郑州日报、郑州晚报、郑州广播电视台、正观新闻、河南健康网等上百家媒体平台，第一时间密切关注报道。"

时间回到7月9日，河南省人民医院互联智慧危重症转运车，前往平舆执行患者转运任务。

20时，在途经高速公路临颍段时遇到前方5辆车连撞，通行缓慢司机万可攀小心翼翼通过事故路段，坐在副驾驶位置的夜班司机付磊关注着周围环境。

突然，他提醒说："有人拦车，停一下"。

转运车随即在一旁停下，此时是20时30分，一名中年男子跑过来。

焦急地说："刚才车祸撞了一下，我媳妇羊水破了，坐在地上不敢动"。

随车的医生潘飞、护士赵美雅立即下车，带着担架来到患者身边简单询问后，得知女子已怀孕近8个月，此时羊水突然破了情况非常危险。

医务人员和家属立刻把孕妇抬上担架，送上转运车

20时39分，车辆启动朝着距离最近的临颍县人民医院驶去。

车内，医务人员为患者测量血压、心率等，一路上精心呵护确保生命体征平稳。

20时53分，转运车到达临颍县人民医院急救中心，医生与当地急救医生进行交接，确保孕妇在最短时间内得到稳妥救治。

随后，在夜色之中转运车再次驶入高速继续奔赴平舆……

据转运队员介绍说，他们在出任务途中"顺手"救人的事情时有发生。

有一次到高速公路服务区加油遇到一孕妇，在自家汽车的后座上突然分娩。他们立刻上前帮忙进行消毒、剪脐带等。

更多的是在高速路上在急救车尚未达到时，对突发疾病、车祸外伤的患者，进行紧急处理并护送至医院……

白衣天使，无论何时何地随时准备为拯救生命竭尽全力。

2021-09-08

不一样的精彩！医学科普魅力这样绽放

勇战疫情，他们无畏担当。救死扶伤，他们义无反顾。

走上舞台，拿起话筒变身演说家，硬科学、软科普专家达人，妙语连珠绽放不一样的精彩。

总决赛启幕

9月8日下午，在河南省立眼科医院12楼会议室，第四届河南省人民医院健康科普能力大赛决赛暨全省选拔赛成功举办。

受党委书记邵凤民委托，党委副书记兼工会主席武素英在致辞中说，希望选手以本次大赛为契机，展示素养、展现风采、挥洒才情、夺取佳绩，在更广阔的舞台上彰显河南省人民医院在健康科普宣传中的引领作用；希望各部门精心组织实施，持续落实推动，继续深入开展形式多样的健康科普宣传活动，持续创新健康科普宣传模式，为更好地推动医院健康科普能力提升、助推健康中原建设作出积极贡献。

孙培春副院长在点评中说，大赛参赛队伍覆盖广泛，选题贴切、精巧，呈现力、表达力、形式创新效果不错，精彩纷呈。做好健康科普，要提升大局意识，内容的展现和呈现有高度；要把握好科普不同于学术讲座的特点，贴近群众，把握观众心理；要把握好大赛竞技的特点，创新设计选题、思路，做好充分展示；要做好演讲选题"包袱"的设计，充分吸引观众，增强感染力。

本届大赛由宣传部主办，院工会协办，医务部、护理部、药学部、教育培训部、科研与学科建设部参与。大赛还成立以孙培春副院长为组长的评委会专家委员会，邀请7个职能部门相关负责人、 3个临床科室主任、3个往届大赛冠军获得者担任评委。医疗、护理、药学、教育培训等各部门认真遴选选手、精心组织初赛，22组优秀选手从全院百余名参赛者中脱颖而出、进入决赛。

总决赛由妇科樊茹佳、院办徐北辰主持。

选手绽放风采

《滤纸片～干血斑，这种采血方式不一般》，到底怎么不一般？药学部王漪檬以短视频演绎操作步骤，介绍了一种采血量少、便于自行操作的新型采血方式。

《藏在耳朵里的小石头》到底是什么？健康管理科的马亚萍、林涵和崔晨阳通过情景剧演绎，还原临床真实案例，呼吁大家保持健康的生活方式。

神经内科的许珺通过一个个鲜活的新闻案例进行健康提醒：遇到癫痫患者，一定不要尝试撬开其口腔，并放入物品。千万"不要帮倒忙"！

《肺有结节 心有千结》，得了肺结节，还没有病倒就先被吓倒了？呼吸与危重症医学科的刘雅静现场辟谣：肺结节 ≠ 肺癌。

《驱散黑暗，爱传光明》，省立眼科医院的张盼盼以视频和音乐的感染力，带领观众了解角膜捐献，倡导让爱传递，彰显了人文省医的精神。

"遇见结节莫心慌，科普助力解心结。"老年医学科的常陆、王梦莹和蒋梦蝶融合卡通形象表演的方式，教大家正确认识肺结节。

急诊科的史晓鹏和李顺青，示范了一次生动形象的急救课，演示"呼、叫、压、抬、吹"——心脏复苏五部曲。

《新冠疫苗到底该不该打呢？》感染ICU的荆婵通过生动有趣的卡通幻灯片，聊一聊新冠疫苗接种那些事。

医疗科技日新月异的今天，扎手指监测血糖的日子何时结束？内分泌一病区的李铭带来《瞬感，解放手指的黑科技》，从入门到精通，干货十足。

《小迷你，大作用》！经小儿颈外静脉置入迷你中线导管技术怎么样？小儿外科的杨爱花和郑琳洋一唱一和，做出了精彩的演绎。

药学部的齐文玉带来了《益生菌的神奇王国》，寓教于乐，提醒大家合理选择益生菌，保护肠道健康。

药学部余冰欣在《笑傲江湖之 CAR-T 细胞免疫疗法》中化身武林"情报侠客"，揭秘"制服"癌细胞的武林秘籍。

国际医疗中心的刘璇带来了《好好珍"膝"》，一语道破健身误区，提醒错误的健身姿势会有损膝盖健康。

要警惕《危险的"呼噜声"》了！2019级全科住培医生朱颖从认识、治疗到预防，带大家了解阻塞性睡眠呼吸暂停低通气综合征。

重度中暑有抢救黄金 3 小时，急危重症医学部的张廷源带来了《中暑也要命？！》，普及了热射病的危害以及预防。

健康管理科的张潇琳带来贴心实用的科普——《坐着说话不腰疼》，教大家如何在"久坐"的工作环境下选好椅子、摆好姿势、做好锻炼。

《腰椎间盘突出症》是什么？得了该咋办？脊柱脊髓外科的毛克政带来了清

晰明了的科普。

眼科彭海鹰展示了作品《另辟蹊径治对眼》，通过多个案例，向大家推广一种新意十足的急性对眼治疗技术。

ECMO，一座可以跨越生死的桥梁。重症医学科的张慧峰带来《生与死的桥梁"魔肺"》，引人深思。

郑州大学2020级神经病学专业的陈忧带来《高血压与脑卒中》，强调了高血压监测和脑血管病二级预防的重要性。

药学部的张丹丹现场为大家《破解PD-1/PD-L1暗语之谜》，讲解了PD-1/PD-L1抑制剂是如何"识破"肿瘤细胞"伪装者"的。

肥胖人士该何去何从？胃肠外科的王志凯通过"小胖孩逆袭大帅哥"的真实案例，以幽默诙谐的语言，揭秘了医学助力减肥背后的故事。

最后，产生出一等奖3个，二等奖6个，三等奖8个，优秀奖5个。

2021-09-10

目光敏锐、临危不乱，揭秘急救人的奔跑时刻

他们说……

"我们急救人没有'慢人'。"

"我们急救人都爱操心。"

"患者出现危险，一个人嗖地上前抢救，那往往就是急救人。"

"从看似平常的表象中嗅到危险气息，那是急救人的'特异功能'。"

…………

9月11日是世界急救日，让我们走进抢救生命的最前线，走近为生命奔跑的急救人。

"心里稳，脚步快，专业实力硬，应变能力强"

河南省人民医院急诊科调度室，警报声蓦地响了起来，一抹抹孔雀蓝雷霆般闪出急诊科，救护车呼啸而出。

出诊医生窦钛第一时间联系家属，电话那头传来撕心裂肺的呼喊："我爸突然倒地！昏迷不醒，求你们快来救救他"窦钛当即询问家属患者呼吸、心跳情况，立即指导家属进行胸外按压。

几分钟后，医护人员到达现场，只见一名老年人倒在地上，面色青紫，一名男子正在进行胸外按压。窦钛疾步上前，蹲身触摸颈动脉，"无呼吸、无心跳、立即心肺复苏"急救小组立即进行紧张、有序的抢救。

"患者恢复自主呼吸和心跳"一行人载着患者疾驰回医院进一步抢救……

与时间赛跑，这样的惊心动魄，每天都在上演。

"患者急，才要求我们更快，病情重，才需要我们更稳。"窦钛说，急救人不仅雷厉风行，能抢一秒是一秒，还要心里稳，保证自己不会乱了方寸，这样才能冷静、快速、专业地急救。

"我们急救人专业实力硬，应变能力强"李猛也是院前急救小组的一名医生，他说，院前急救考验着应变能力和掌控能力。

一次出诊，李猛接到的信息是一名患者腹痛，结果到了现场才发现，竟然是一名女子在洗手间突然产子。

腹痛急救当即变成了新生儿抢救，小组成员临危不乱，立即改变急救策略，成功保障了母子平安……

"我们的动力来自成功拯救患者生命的成就感"

这里是急诊科的抢救间。

又一个深夜，抢救间里躺满了患者，自接班以来，医生崔英杰的脚步没有停过，不是大跨步，就是一路小跑。

突然，一群人簇拥着一名青年男性进入抢救间，对每位进来的患者瞄一眼，这是急诊科医生的职业习惯。崔英杰迅速抬头看了一眼，只见患者面色苍白、精神差、表情痛苦。

经过仔细问诊，得知患者近期频繁出差，高强度工作，20分钟前在开会时突然意识丧失约1分钟，清醒后自感恶心、乏力，有一种说不出的难受。

青壮年男性，既往糖尿病病史，突发晕厥，这会是什么病？"低血糖反应？急性脑血管病？肺栓塞？心源性？血管迷走性？"

…………

经过系统查体后，崔英杰心中有了大致的判断，完善辅助检查后明确诊断为：急性胃潴留致血管迷走性晕厥。经过及时治疗，患者明显好转。

步履匆匆，这里的患者都很急。

"迅速明确诊断、解除痛苦"是医患共同的期待。但患者往往只有一个缺乏特异性的症状，病情也在不断进展。如何从中快速判断方向、明确诊断、正确救治？

"这很考验我们的疾病诊断能力、应急处置能力和抗压能力。"崔英杰说。

说罢，他朝一名病情不太稳定的患者走去，沟通病情和治疗方案。"小概率的危险落到患者身上也可能导致大灾难。"崔英杰认为，超强的沟通能力也是急诊医生的必备技能。

一名胸痛患者被送入抢救间。

护士段慧茹直接将他安排在距离自己最近的地方，随之将除颤仪等抢救设备拉到了他的床旁。这是抢救间护士共有的习惯之一。

"我们一工作，就会时刻紧绷着一根弦，多年的急诊工作早已让我们养成对危险的'预见性'。"段慧茹说，急诊科的患者病情千变万化，哪怕患者只有一个普通的症状，在她们的脑海中，也会根据经验考虑到可能发生的各种危险，并提前做好抢救准备。

超强的工作能力、超长的"待机模式"，面对高强度的抢救工作，急救人的动力正源自于为患者解除危险后的特殊成就感。

"认真和警惕已经融入了我们的骨子里。"

在急诊科的预检分诊处，若非亲眼所见，很难想象到这个岗位的医护人员除了挂号、咨询、服务，居然要时刻保持警惕。

人来人往的急诊大厅中，她们坐姿挺直，不时地环顾四周，只要有人上前，预检分诊处的护士们大眼一扫，再细致问询后，就能拨开"假象"，大致判断出对方病情的"危险等级"。

"这绝不夸张，她们能从几百名咨询患者中敏锐地筛出真正病情危险的患者。"这是急救人对这个岗位同事的评价。

一名年轻男子在同事的陪同下来看病，他表示下班打完球后出现头晕、头疼症状。预检分诊处护士敬蕾仔细询问后，得知男子平常身体健康，没有冠心病、高血压等病史，血压与心电图也并未监测出异常。

虽然一切表象暂时排除了凶险情况，但男子十分疲惫的神情还是让敬蕾不敢放松警惕！她让男子同事用轮椅推着他去 2 号诊室看病，同时，自己的目光也一直关注着他们。

果然，就在他们从 2 号诊室出来，走到自己身后的采血处仅十几步路的时间，上一秒还神志清醒的男子突发室颤，瞬间瘫在了轮椅上。

第一时间发现险情的人，正是时刻关注他们的敬蕾！她和同事当即将男子送往抢救间抢救，及时抢救成功后，男子坦言："怎么也想不到平日看似健康的自己，竟然与死神擦肩而过……"

"认真和警惕已经融入了我们的骨子里。"敬蕾说。她和同事们的工作宗旨就是急每一位急诊患者所急，真诚帮助每一位来就诊的患者。

她们作为医院 24 小时急诊大厅窗口的"哨兵"，这是职责，也是使命。

2021-09-22
如果时光能倒流，他们的独白或许可以改变

"他不仅记忆变差，脾气也变得更暴躁。"

"她的记忆像金鱼一样短，同样的话每过五分钟就要再重复一遍。"

"她大小便失禁，生活完全不能自理。"

"他开始叫错身边人的名字，甚至到最后连自己的子女都不认识了。"

…………

一个个常人无法想象的场景，真实地发生在每一个阿尔茨海默病家属的身上。看着亲人病情日渐恶化却无能为力，直到他们的记忆慢慢消失，完全忘掉自己。

"如果10年前，我们注意到了她突然出现的耳背问题并及时就医；如果前几年，我们能早点意识到她爱翻旧账不是因为性格变了，而是因为生病……一切或许能够挽回。"

A女士家里老人的耳朵开始耳背，大家都觉得老人年龄大了，听不清很正常，加上老太太自己也不愿意佩戴助听器，于是就一直没有重视。

就从那时候起，老人听不清的事越来越多了，脑子动的越来越少了。

老人开始经常提起自己的往事，莫名变得啰唆起来。

他们并没有意识到，这些突如其来的"不正常"究竟意味着什么。

"总是迟到"的警惕，"我觉得，很多这样的事情，或迟或早会以各种形式呈现在你面前，特别无力。"B女士无奈地说。

B女士的外婆患有阿尔茨海默病。

几年前，家人发现以往喜欢出门溜达的老人忽然变了，喜欢上了宅在家里看电视，话也变少了很多。一家人敏锐地察觉到了老人的"不对劲"，赶紧将其送往医院，可病情已经进入了中后期。

几无胜算的暮年战争

相关数据显示，绝大多数阿尔茨海默病患者意识到记忆力减退是病，想起来看医生的时候，80%已经达到中重度痴呆阶段，错失了诊治的最佳时间。而目前痴呆期的药物治疗，只能起到改善或缓解症状的作用。

那么，对阿尔茨海默病患者而言，真的无计可施了吗？

虽然我们无法阻止疾病的发生，但是及早识别，进行干预与治疗是可以延缓病状出现和发展的，可以有效提高老年人的生活质量。

重预防：将患病可能降到最低

河南省人民医院老年神经内科副主任医师李雷申表示，对阿尔茨海默病，在生命的不同阶段，应采取不同的预防手段。

三级预防中，初级预防是需要贯穿一生的。

关注脑健康，建议在每年体检中加入脑健康体检项目，例如认知量表测试或影像学检查，有助于及早发现疾病征兆。

养成良好习惯，避免慢性疾病。要注意及时控制、纠正和干预高血压、糖尿病、房颤、肥胖、吸烟、脑血管疾病、头部外伤、听力损伤、衰弱、睡眠障碍等。

坚持适度锻炼，减缓大脑的衰老。建议老年人坚持适度的有氧运动，生活中可频繁活动手指，因为手的运动对大脑是一种良性刺激，可增加脑血流量。

早发现：阿尔茨海默病早期症状

记不住：记忆力明显下降，对刚刚做过的事情、说过的话记不住；精神难以集中，以前熟悉领域的知识也变得生疏。

说不出对熟悉的物品、想要的东西，说不出名字。

回不去：空间认知能力退化，到常去的地方却迷路；曾经熟练开关电视、穿脱衣等常规操作变得困难。

"变个人"：脾气明显变化，沉默的人突然变得唠叨，爱说话的人突然沉默，不搭理人。

早干预：干预、治疗延缓病状

督促服药：及时就医，根据医嘱每天持续用药，一定不要擅自停药。

看护支持：遵照医嘱，从居家环境、安全事项、生活起居等多方面加强患者照护。

对阿尔茨海默病患者要重点加强心理关怀，帮助他们照顾好自己，树立信心。

2021-10-08

他在抗美援朝战场，一个省医人的"长津湖"

雄赳赳，气昂昂，跨过鸭绿江，保和平，卫祖国，就是保家乡。

直到现在河南省人民医院原营养室主任王果，仍清楚地记得当年抗美援朝战场上的每一天。

致敬！参加过淮海战役的他毅然奔赴朝鲜战场

1950 年，朝鲜战争爆发；10 月，中国人民志愿军赴朝作战，拉开了抗美援朝战争的序幕。

作为一名参加过淮海战役的卫生员，当时年仅 15 岁的王果接到命令，于1951 年正式加入中国人民志愿军，铁道兵团第四师十六团三营，担任卫生指导员，作为光荣的"铁四师"一员。

跨过鸭绿江，抗美援朝，保家卫国。

他和战友们将在朝鲜战场上，承担一项足以关乎战争胜负的关键任务——"铁路抢修保卫战"。

致敬，炸不垮打不断的"英雄桥"。

随着抗美援朝战斗的打响，在正面战场上屡屡受挫的美军，将切断中朝军队的后勤补给线，作为新的战略重点集结大量战机，对后勤运输的铁路线狂轰滥炸。

王果回忆美军的轰炸从未停歇，铁路被炸断了无数次，战士们只能白天隐蔽，趁夜色抢修。

大桥炸断了，在零下二三十摄氏度的严寒中，战士们纷纷跳入河水中，用身体架起一座座炸不垮打不断的"英雄桥"。

由于补给不畅，不少战士都因为缺乏维生素，出现了夜盲症，但没有一位战士因此退缩，眼前虽然一片黑暗，他们却丝毫没有停下前进的脚步。

为了治疗夜盲症，作为卫生指导员王果和战友们采集松枝，用雪水煮开后给战士们送去。

症状得到了有效缓解。

致敬，两次与死神擦肩而过

第一次，王果和两名战友一起，坐着牛车为前线运送药品。突然间，一架美军飞机从他们头顶飞过，子弹呼啸而至，瞬间带走了两名战士的生命，而王果因为正在路旁小解躲过了这次袭击。

第二次，美军投下了一种特殊的炸弹——延时弹。这种炸弹非常狡猾，落地后并不立刻爆炸，而是被设定为不同的爆炸时间，没人知道什么时候会爆炸，可能 5 分钟，也可能 7 天后。

然而，铁路抢修一刻不能耽误战士们只能，冒着生命危险清理炸弹，王果就在清理炸弹的队伍中由于之前没见过这类炸弹，听到炸弹发出的弹簧声，他忍不住好奇地凑上前去。此时，正站在身边的连长，飞起一脚把他踹到了一边，王果倒地的瞬间炸弹轰然爆炸。

"我们从来都不认为自己是英雄，我们只是幸存者……"

抗美援朝中每一位战士都是英雄，王果作为卫生指导员，见到了太多伤残的战士，前线药品十分缺乏，许多受伤的战士，只能简单包扎后送往后方，在没有麻醉的情况下王果为不少战士截肢。

让他情不自禁感慨的是竟然没有一个战士喊疼，只有战士为不能回到前线而落泪，抗美援朝战场上王果荣立三等功。

战争结束后，他复员到河南省人民医院继续奋战在守护健康的前线。

近期，电影《长津湖》正在热映王果说他一定要走进影院，再次回到朝鲜战场的峥嵘记忆中，缅怀战友，致敬英雄。

2021-10-19

一面旗只有俩字，但震撼力满分

对医生来说，悬壶济世、救死扶伤，收到患者锦旗很常见。

但 10 月 18 日河南省人民医院血管瘤科全体医护人员，却收到了一面"霸气侧漏"的锦旗。

锦旗的感谢词仅有两个字"牛逼"，但却用诙谐、质朴的方式表达了患者对医护人员技术的认可和真诚的感激。

患者是一位来自湖北的小伙儿，出生时就发现右大腿、腿部、阴囊大面积肿块，逐渐出现右膝关节功能障碍。

多年来，他辗转全国多家医院治疗，收效甚微，经过多方打听找到了河南省人民医院血管瘤科董长宪主任就诊。

10 月 7 日刘大看主任医师、任腾飞主治医师及治疗组成功为小伙儿实施，右大腿大面积重症海绵状血管瘤切除手术。

无论是术后症状的改善，还是医护人员无微不至的关怀，都让患者坚信自己找对了地方。

"千言万语表达不了我对河南省人民医院医护人员的感激，倒不如简单诚恳些。"

10 月 18 日，即将出院的小伙子将这面"有声音"的锦旗，亲手交给了前来查房的医生任腾飞，他和爱人还热情地请求和医务人员合影。

"锦旗虽然只有两个字，但是非常具有冲击力，大家的第一反应都是吃惊、大笑，但最终都觉得很欣慰。"在场的医护人员纷纷这样表示。

2021-12-06

700 多位患者，人手一份"售后说明书"

53 岁的彭老汉能回家了，上午，血管外科主任翟水亭带着医护人员来看他，也是出院前对彭老汉的最后一次查房。

副主任医师李卫校把一份《TIPS 术后患者出院指导》递到他手里，一条一条，细细叮嘱"要坚持保肝治疗，抗病毒治疗""吃饭细嚼慢咽，多喝水……""如果大便干燥，可口服乳果糖口服液导泻……"

一直在旁边专心听的彭老汉的老伴儿，再也绷不住了，捂着脸哭出了声"谢谢医生，救了俺，救了俺一家"彭老汉更是拉着李卫校的手握了又握。

4 年噩梦 逃不脱的"呕血魔咒"

10 天前彭老汉再次因大量呕血，病重住院，彭老汉近乎绝望地哀叹"还是逃不过"。

原来，从 2018 年开始每年九、十月份，彭老汉总会因急性消化道大出血入院。

4 年时间，他在省、市多家医院辗转，尝试过各种治疗方法。

4 年时间，原本殷实的家庭渐渐不支，全家人的精神也日渐消沉绝望，每至秋末冬初成了彭家人最惴惴不安的时节。

彭老汉患有乙肝已有 10 年，一直没有积极进行抗病毒治疗，直到发展成肝硬化失代偿期。

本应四通八达的肝部血管网，现在却到处梗阻门静脉、脾静脉、肠系膜上静脉、下静脉路路不通。

将胃底血管网撑到曲张变形，一有"风吹草动"（气温升降、饮食不当）就会破裂呕血、便血随之而来。

李卫校医生见到彭老汉时，他因失血太多、极度虚弱已处于休克状态，手术救命迫在眉睫。

一根支架死路变通途

可前一天刚定好了手术时间，到了第 2 天，老彭一家却又想放弃。

站在门边彭老汉的妻子迟疑半天才说出原因："一是实在没钱了；二是怕再

复发。"

从医多年，这种手术前的纠结与无助，李卫校见过许多次，可每次还是会为之心酸心疼，要解决彭老汉一家的"心病"，就必须从根儿上解决消化道出血问题，那就不能只是修修补补，必须给"无路可走"的肝部血流重新"架桥修路"。

可这条路怎么建？

术前，血管外科翟水亭与团队多次讨论，最终决定为彭老汉实施，经颈静脉肝内门体静脉分流术（TIPS）。

不像其他手术的大开大合，血管外科要在人体错综复杂的血管网路间穿梭游弋。

门脉"一团乱麻"的血管

凭借着良好的术感李卫校在四处梗阻、迷宫般的血管网间，找到了门静脉旁，一条畅通的侧支血管。

从乱麻血管团找到的主要分支，乱麻血管捋顺后的造影。通过这条"小路"仅用一个支架，就为肠系膜上静脉，架设起一条"绿色通道"免去了开通堵塞血管、血栓抽吸等过程。

肠系膜上静脉血流，被直接引流到下腔静脉，在取得良好治疗效果的同时，将手术费用压缩到了最低。

术中出血仅 20 毫升，改善立竿见影。

术后第 3 天，彭老汉已经精神抖擞，能在病区和人聊天、遛弯儿，一家人一直悬着的心，终于放了下来。

为了提高患者后续生活质量，人手一份的《TIPS 术后患者出院指导》也在不断被完善。

从几年前简单的两三条，逐渐丰富到整整两张纸，涉及饮食、生活、复查项目等 9 条实用建议。

在《出院指导》的最后，还留有李卫校医生的手机号码。

他说"这样患者出院后，咨询更方便，也更安心。"

这次出院前，彭老汉把《出院指导》说成了《售后说明》还问他"这能保修多久？"

李卫校很认真地回答"终生保修"。

2021-12-14

跨越 3 个国家，这场术前谈话令人动容

疫情影响着世界，改变着生活，也给看病就医带来新变化。

这不，80 多岁的毛老太太被确诊为直肠癌，急需尽快手术，两个儿子一个在美国，一个在澳大利亚，疫情尚未结束经过层层防疫措施，赶回国起码要 3 周以上。

手术不能等，老人和两个儿子都心急如焚。

河南省人民医院的医生却巧妙化解了这一难题，他们因时制宜组织了一场特殊的术前谈话。

线上术前谈话

一位老先生颤颤巍巍地拿起笔，在老伴的手术知情同意书上，郑重写下"同意"又签了名，摁上手印。

两个儿子和儿媳通过摄像头，在异国他乡凝视着这一刻，医生对手术方案的详尽解释，年迈的老先生并不很明白。但他两个儿子却通过线上会议，了解得一清二楚，并远程参与，跟老父亲一起，签署了手术知情同意书。

一起见证的还有河南省人民医院胃肠外科副主任、胃外科亚专科主任吴刚，消化内科主任医师丁松泽，胃肠外科主治医师张伟。

签字前，几位医生通过腾讯会议，向老先生的儿子、儿媳介绍了病情与治疗方案。

吴刚绘出了一幅解剖示意图，并附上手术方案的文字描述随后他调整摄像头，看着屏幕娓娓道来：老太太的肿瘤目前处于进展期，但生长位置不容乐观，属于低位直肠癌，手术治疗牵涉保不保肛门问题，肛门对直肠癌术后生活质量，至关重要我们今天谈的主要是手术方式选择……

听完医生详尽细致的介绍，老人的儿子感动地说：自从得知老母亲身患癌症，我便寝食难安，我们侨居海外纵使归心似箭，也不能及时还乡尽孝，父亲也年事已高，非常感激各位大夫对我母亲病情尽心尽力……

温情的线上医患沟通会足足进行了 40 分钟。

迫在眉睫的手术

毛老太太的病情，为什么这么紧急呢？

吴刚介绍，老人是因为出现较严重的便血，到消化内科就诊，确诊为低位直肠癌。

而在 20 年前，老人曾因肝癌，在河南省人民医院做过手术切除部分肝脏，加上直肠癌导致的便血。老人有贫血、低蛋白血症、心衰等。

各种严重症状，对一名 80 多岁的老人这些情况都严重影响着手术安全，甚至有致命危险。而且，过长的等待，会增加直肠癌转移和扩散风险，手术时间越耽搁，老人的病情越严重。

即使手术也相当麻烦，主要牵涉到保肛门的问题。

面对老太太这种高龄，身体素质不佳，既往癌症病史，超低位直肠癌病例不保留肛门术式是稳妥选择。它确保肿块能被完整切除，没有吻合口瘘等顾虑。但这也意味着身上会有个伴随余生的造瘘口，对生活勉强自理的老人来说生活质量不言而喻。

对于这种超低位直肠癌如果保留肛门，常规的方式是切除肿瘤后，直接将两端肠管连接，同时做预防性造口等两端相连的肠管愈合后再把肠管还纳，前后要进行两次大手术，显然不适合老人羸弱的身体。

权衡之下吴刚团队为老人选择了第三种，难度最高的非常规术式、腹腔镜下超低位直肠癌根治术、直接吻合不做预防性造口。

在团队丰富经验的"加持"下，手术成功，仅两个小时病灶就被完整切除，且术中出血仅不到 5 毫升。

经过术后精心的护理，毛老太太已于日前康复出院。

出院时，老两口脸上洋溢着笑容，入院时的满面愁云一扫而光。

2021-12-22

暖男医生抱娃上热搜

12 月 22 日，河南省人民医院年轻男医生冯帅，因为抱哄 9 个月大的哭闹患儿，快速登上微博热搜榜。

浏览量已达 8600 多万，数万名网友热议，几十家媒体发布。

12 月 17 日，一名 9 个月大的宝宝，手指意外被门夹掉，前往河南省人民医院手足显微与创面修复外科紧急手术，在宝宝的爷爷术前签字时，宝宝哭闹不止。

年轻医生冯帅见此场景，细心地抱哄和安抚宝宝，单身的他抱娃姿势虽然不太"专业"，但却非常有效，不一会儿，宝宝就在医生的怀中停止了哭闹，还不时用小手翻他的胸卡看。

网友们纷纷为冯帅医生点赞，一时间，"有爱心""暖男医生"的称呼瞬间刷屏。

评论区还秒变"征婚"现场。"一名网友说：被医生抱特别有安全感，尤其生病时"这句评论得到了上千名网友的共鸣。

医者仁心，在河南省人民医院面对病痛中的患者，尤其是脆弱的小宝贝，医护人员经常送上"爱的抱抱"抚慰病痛中的幼小心灵。

"爱的抱抱"闪耀着医学人文的光芒，支撑患者重新拥抱健康。

2021-12-24

一波"五"折，上万名医生，一起"探案"

肺癌患者 5 年内，癌症 4 次复发转移，每次类型都不同，罕见。

7 个专科联手系统分析癌细胞变化规律，助力患者实现高质量长期生存。上万名医生花两个多小时时间，线上线下一起讨论这个病例，癌症 4 次复发转移诊治经过，成了他们"探案"的现场……

12 月 20 日晚上，第 60 期全国呼吸与危重症医学科（PCCM），疑难病例讨论河南省人民医院专场，医院多个科室的专家 PCCM 学员、带教老师、进修及规培医生，100 多人共同讨论一个典型病例，1 万多名专科医生线上参与。

56 岁的焦先生（化名）每年抽烟 400 支，有高血压、糖尿病。2017 年的一次体检中在他肺部发现小结节，进一步检查发现，居然是恶性肿瘤，术后病理确诊为左肺腺癌伴纵隔淋巴结转移，此后的 5 年中焦先生一直在与癌细胞奋力搏斗，狡猾的癌细胞在他的纵隔、肾上腺变着花样复发转移，分别"化身为"腺鳞癌、小细胞癌、腺癌，癌细胞每次"转型"治疗小组都要精准识别其新面目，更换新的治疗方案，多学科小组成功助力焦先生抗癌 5 年，只有不到 30% 的肺癌患者，能实现这样的生存期。在河南省人民医院接受专科培训的学员，就焦先生的病情展开了剥茧抽丝般的切磋探讨。

呼吸与危重症医学科专家张晓菊、唐学义、陈卓昌、赵丽敏、齐咏、汪铮、张茜茜、张群成，病理科专家孔令非，泌尿外科专家丁德刚，核医学科专家徐俊玲，放疗科专家韩倩，肿瘤科专家刘明月等各科知名专家就诊治疑点难点见招拆招，给学员们上了一堂生动的实践课。

线上还有万名医生在病情的每一阶段，就主持人的提问展开投票、探讨，他们多已走上专科医师岗位，这一次线上典型病例讨论，对他们的临床经验有着身临其境的提升效果。

"已经一波五折了，教科书式发展历程，又覆盖各种罕见情况""非常难得一见的病例""干货满满，收获满满" 他们在评论区表达着心声。

"肺癌作为呼吸科的一大病种，看似简单，但在面对每个十字路口时，又非常考验医生的专业知识、人文精神。如何确诊、评估疗效，确定诊治方案，MDT 多学科协作体现了合作的重要性，为患者带来高质量的长期生存。"呼吸与危重症医学科主任张晓菊说。

中国工程院院士、呼吸与危重症医学科专家王辰曾指出，在医学中，"规范"极为重要，而"规范"应从教育上抓起，完整的医学人才培养体系包含：院校教育、毕业后教育和继续教育，PCCM 专科医师培训属毕业后教育，是医生在完成规培之后走向规范、优秀的专科医师的重要步骤。

为了实现 PCCM 专培质量同质化，PCCM 专委会联合呼吸界，开展系列全国 PCCM 疑难病例讨论，河南省人民医院呼吸与危重症医学科作为国家首批 PCCM 培训基地，拥有 3 名呼吸疾病专科博士生导师，在基地主任张晓菊教授及各亚专科主任带领下，大力开展新项目、新业务成为全国首批 PCCM 建设三级优秀单位。

在这里，数以万计的学员强化了做一名好医生的理念，成长为优秀的医学人才应用国内外前沿专业知识和技术，使患者获益最大化。